Zied Arfaoui
Asma Riahi
Rahma Damak

Ansiedade, depressão e stress pós-traumático após a COVID-19

Zied Arfaoui
Asma Riahi
Rahma Damak

Ansiedade, depressão e stress pós-traumático após a COVID-19

ScienciaScripts

Imprint

Any brand names and product names mentioned in this book are subject to trademark, brand or patent protection and are trademarks or registered trademarks of their respective holders. The use of brand names, product names, common names, trade names, product descriptions etc. even without a particular marking in this work is in no way to be construed to mean that such names may be regarded as unrestricted in respect of trademark and brand protection legislation and could thus be used by anyone.

Cover image: www.ingimage.com

This book is a translation from the original published under ISBN 978-620-6-70673-1.

Publisher:
Sciencia Scripts
is a trademark of
Dodo Books Indian Ocean Ltd. and OmniScriptum S.R.L publishing group

120 High Road, East Finchley, London, N2 9ED, United Kingdom
Str. Armeneasca 28/1, office 1, Chisinau MD-2012, Republic of Moldova, Europe
Printed at: see last page
ISBN: 978-620-7-96884-8

ÍNDICE DE CONTEÚDOS

INTRODUÇÃO

Em dezembro de 2019, o aparecimento de uma nova forma de coronavírus (SARS-Cov2) criou rapidamente confusão a nível mundial. Um mês mais tarde, a Organização Mundial de Saúde (OMS) declarou que o surto de uma nova doença causada pelo coronavírus, a COVID-19, constituía uma emergência de saúde pública de âmbito internacional, com um risco acrescido de propagação a outros países do mundo. Consequentemente, em março de 2020, a COVID-19 foi classificada pela OMS como uma pandemia (1).

Esta nova situação foi, para a maioria das pessoas, fonte de stress e de sofrimento psicológico. O impacto imediato da pandemia na saúde mental foi relatado numa vasta literatura, principalmente na população em geral e entre os profissionais de saúde. Foram realizados vários estudos desde o início da pandemia, que comprovam a existência de perturbações psicológicas e psiquiátricas, em especial perturbações de stress pós-traumático e perturbações depressivas e de ansiedade (2).

No entanto, a investigação sobre estas perturbações em indivíduos afectados pela COVID-19 é ainda limitada. No entanto, estas perturbações poderiam ser observadas após a COVID-19, à semelhança de infecções anteriores como a MERS e a SARS.

Numa revisão sistemática de 3559 indivíduos que sofrem de MERS e SARS, 32,3% dos indivíduos apresentavam perturbação de stress pós-traumático após a infeção, e 14,8% e 14,9% dos casos apresentavam ansiedade e depressão, respetivamente (3).

Após o primeiro ano pós-Covid-19, a OMS publicou um estudo que revela um aumento de 25% na prevalência da depressão e da ansiedade (4). Perante estes números alarmantes, vários países tomaram medidas no domínio da saúde mental.

Por conseguinte, é importante estudar as perturbações depressivas e de ansiedade e o stress pós-traumático após a infeção, bem como os factores que lhes estão associados, a fim de identificar as necessidades de cuidados e de apoio das pessoas afectadas. Deste modo, será possível implementar medidas de prevenção e de intervenção em matéria de saúde mental para os indivíduos de risco entre as pessoas afectadas pela COVID-19.

Assim, realizámos este estudo com o objetivo de avaliar a prevalência do stress pós-traumático e das perturbações ansioso-depressivas na população geral com Covid-19, bem como os factores sociodemográficos e clínicos associados a estas perturbações.

MÉTODOS

1.   TIPO E LOCALIZAÇÃO DO ESTUDO

O nosso estudo foi realizado no serviço de urgência de La Rabta, em Tunes. Tratou-se de um estudo transversal descritivo realizado durante um período de cinco meses, de 1 de janeiro de 2021 a 30 de junho de 2021.

2.   POPULAÇÃO ESTUDADA

O nosso estudo incidiu sobre uma população de indivíduos com Covid 19 que tinham consultado e/ou

admitidos no serviço de urgência do Rabta na altura do estudo.

2.1.   Critérios de inclusão

Incluímos os indivíduos com idade igual ou superior a 18 anos e os que tinham contactado a Covid-19 há pelo menos um mês.

2.2.   Critérios de exclusão

Excluímos :

- Sujeitos que interromperam a avaliação

- Os sujeitos que não responderam a todas as escalas propostas para avaliação

- Sujeitos cujos formulários não eram utilizáveis

2.3.   Critérios de não-inclusão

Não incluímos :

- Crianças e adolescentes com menos de 18 anos

- Indivíduos cuja infeção por COVID-19 tenha menos de um mês

- Indivíduos com défices sensoriais que possam interferir com a avaliação

- Indivíduos com um défice cognitivo que impeça a avaliação

3.   RECOLHA DE DADOS

Utilizámos uma ficha de informação pré-estabelecida (Anexo 1) com seis secções relativas a :

Dados sócio-demográficos :

- Idade

- O género

- Estado civil

- O número de filhos a cargo

- Onde vive (sozinho, em casal, em casa de família)

- O número de pessoas que vivem debaixo do mesmo teto

- A zona residencial

- Atividade profissional

- Nível socioeconómico: baixo, se inferior ao salário mínimo; médio, se entre o salário mínimo e quatro vezes o salário mínimo; e alto, se superior a quatro vezes o salário mínimo.

História somática e psiquiátrica :

- História somática

- Historial de doença respiratória (asma, DPOC...)

- Antecedentes psiquiátricos pessoais

- Historial de consultas com um psiquiatra ou psicólogo

- Tomar medicamentos psicotrópicos

- Historial psiquiátrico familiar

Dados clínicos sobre a infeção por SARS-VOC :

- Data da infeção por Covid-19

- Sintomas relacionados com a Covid-19

- Método de confirmação do diagnóstico

- Recurso à hospitalização

- Utilização de assistência respiratória

- O local de isolamento.

- O tratamento prescrito (paracetamol/zinco/vitamina C/vitamina D/antibióticos, etc.) deve ser efectuado o mais rapidamente possível.
/ Anticoagulantes)

- As sequelas da doença

Dados profissionais relativos à pandemia :

-Um aumento do volume de trabalho em relação ao período pré-epidémico

-       Continuar a trabalhar enquanto infetado com Covid-19

-       Tempo de ausência do trabalho

-       A prática de um PCR de controlo para o reinício do trabalho

-       Sentir-se estigmatizado

Avaliação das atitudes face à pandemia:

Foram colocadas questões relacionadas com as atitudes em tempos de epidemia de COVID-19. Diziam respeito a :

- Fontes de informação sobre a epidemia.

- Atitudes adoptadas para prevenir a infeção pelo vírus Sars cov2

- Atitudes adoptadas em caso de queixa psicológica durante æpidemia.

- Recurso a apoio psicológico e/ou consulta psiquiátrica desde
o início da epidemia.

3.1.   Avaliação do sofrimento psicológico durante a epidemia de COVID-19.

4.   FERRAMENTAS DE MEDIÇÃO

Utilizámos as seguintes escalas:

4.1.   Questionário de Saúde do Paciente (PHQ-9)

O *Questionário de Saúde do Paciente* (PHQ-9) é um instrumento breve utilizado para diagnosticar e medir a gravidade da depressão. O PHQ-9 foi desenvolvido por Robert L. Spitzer, Janet W.B. Williams e Kurt Kroenke em 1999. O PHQ-9 é mais curto do que muitos outros instrumentos de rastreio da depressão e pode ser auto-administrado. Adaptado da quarta edição do Manual de Diagnóstico e Estatística das Perturbações Mentais (DSM-IV), o PHQ-9 inclui os nove critérios de diagnóstico de sintomas utilizados no DSM-IV, incluindo os dois sinais cardinais da depressão, nomeadamente a anedonia e o humor deprimido.

Cada item é avaliado numa escala de gravidade que varia de zero a três, em que é pedido ao inquirido que classifique a frequência com que cada sintoma ocorreu nas últimas duas semanas (0 - de todo; 1 - alguns dias; 2 - mais de metade dos dias ou 3 - quase todos os dias), produzindo uma pontuação total que varia de 0 a 27.

Utilizámos a versão validada na população tunisina. O valor limiar foi de 10 (5).

- < 10: sem depressão

- Dos 10 aos 14 anos: depressão ligeira

- 15 a 19 anos: depressão moderada

- > 20: depressão grave.

4.2. Perturbação de Ansiedade Generalizada 7: GAD-7

O GAD é um questionário auto-administrado desenvolvido por Spitzer et al (2006), baseado nos critérios de diagnóstico do DSM-IV-TR. Esta escala de sete itens avalia a perturbação de ansiedade generalizada durante as duas últimas semanas.

A validação do instrumento demonstrou que o GAD-7 é altamente preciso não só para a perturbação de ansiedade generalizada, mas também para outras perturbações de ansiedade, como a fobia social, a perturbação de stress pós-traumático e a perturbação de pânico.

É uma ferramenta de rastreio que também pode ser utilizada para indicar a gravidade da ansiedade.

O GAD-7 pode ser auto-relatado ou entrevistado, pessoalmente ou por telefone.

O questionário é composto por sete itens. Os itens são classificados numa escala de zero a três. A pontuação máxima é 21. O limiar recomendado para estimar a ansiedade generalizada é
10. Utilizámos a versão árabe desta escala(6). A escala apresenta três níveis dansiedade, a saber

- Sem ansiedade: 0-4 pontos;

- Ansiedade ligeira: 5-9 pontos;

- Ansiedade moderada: 10-14 pontos;

- Ansiedade grave: 15-21 pontos.

4.3. Escala revista de impacto do acontecimento IES-R

A Impact of Event Scale-Revised (IES-R; Weiss, & Marmar, 1997) é uma medida do stress percebido por uma pessoa em relação a um acontecimento traumático durante os sete dias anteriores. As respostas são auto-relatadas e produzem três subescores de sintomas póstraumáticos (Reviviscência, Evitamento, Ativação Psicofisiológica), bem como uma pontuação total para a gravidade da perturbação de stress pós-traumático (PTSD). A escala existe em várias línguas. Utilizámos a versão árabe desta escala.

O IES-R é constituído por uma lista de 22 sintomas de PTSD. A pessoa indica a intensidade com que cada sintoma se manifestou nos últimos sete dias, auto-reportando a sua resposta numa escala tipo Lykert de cinco pontos, que varia entre zero ("Nada") e quatro ("Extremamente"). A pontuação total do IES-R é calculada através da soma dos valores obtidos para os 22 itens (pontuações 0-88) (7) .

As três subescalas são constituídas pela média dos valores dos itens de cada fator (pontuação 0-4):

- Reviviscência (8 itens): 1, 2, 3, 6, 9, 14, 16, 20

- Evitamento (8 itens): 5, 7, 8, 11, 12, 13, 17, 22

- Hiperactivação (6 itens): 4, 10, 15, 18, 19, 21

5. PROTOCOLO E REALIZAÇÃO DO ESTUDO

Os participantes foram recrutados a partir dos registos de pacientes que tinham consultados e/ou admitidos no serviço de urgência do Rabta.

Os sujeitos foram contactados por telefone. Depois de explicado o objetivo do estudo e a natureza confidencial, anónima e não terapêutica das respostas, os participantes foram convidados a preencher o questionário semi-estruturado e as várias escalas.

A duração média da entrevista telefónica foi de 15 minutos para cada participante.

Para minimizar o viés de observação, o mesmo examinador recolheu os dados, administrou as escalas e introduziu os dados.

6. RECOLHA E ANÁLISE DE DADOS

Em primeiro lugar, classificámos os dados recolhidos dos doentes no nosso estudo. Os dados foram depois codificados e introduzidos no software de análise estatística SPSS statistics 25.

O estudo foi realizado em duas fases: um estudo descritivo, seguido de um estudo analítico.

6.1. Estudo descritivo :

Calculámos frequências simples e frequências relativas (percentagens) para as variáveis qualitativas e médias e desvios-padrão para as variáveis quantitativas.

6.2. Estudo analítico

O estudo foi efectuado utilizando o teste do qui-quadrado de Pearson para a validade.
e o teste exato de Fisher.

A relação entre as variáveis quantitativas foi estudada utilizando o teste
Pearson "r", curvas de ajustamento linear e coeficiente de determinação "R^2". O nível de

significância foi de 0,05.

6.3. Estudo multivariado

Efectuámos uma regressão binária para determinar os factores associados à sintomatologia antidepressiva e pós-traumática, controlando simultaneamente as variáveis de confusão.

7. CONSIDERAÇÕES ÉTICAS

A natureza do estudo e o objetivo da nossa investigação foram claramente explicados a cada doente. Nenhum doente se recusou a responder aos questionários. O consentimento escrito, partilhado sob a forma de um formulário em linha, foi obtido pelos participantes que dispunham de uma ligação à Internet. Para os outros, o consentimento oral foi obtido por telefone. O objetivo era assegurar ao entrevistado que não haveria qualquer impacto negativo nos seus cuidados e que não seria recolhida qualquer informação pessoal. O anonimato, a confidencialidade e a privacidade dos doentes foram respeitados.

Encaminhámos os doentes para os quais tínhamos identificado uma perturbação de ansiedade-depressão, uma
perturbação de stress pós-traumático a uma consulta especializada.

No momento da realização do estudo, declarámos não ter qualquer conflito de interesses.

8. PESQUISA BIBLIOGRÁFICA

Esta pesquisa foi efectuada nas bases de dados Pubmed, science direct e scholar google, utilizando os seguintes termos: "Depression, Anxiety, Post Traumatic Stress Disorder, CoV-SARS, Questionnaires".

RESULTADOS

No total, incluímos 120 doentes infectados com SARS-Cov2 no nosso estudo.

1. ESTUDO DESCRITIVO

1.1. Caraterísticas gerais da população

1.1.1. Idade

A idade média da nossa população de estudo era de 57±13 anos, com extremos que variavam entre 19 e

82 anos (**Figura 1**).

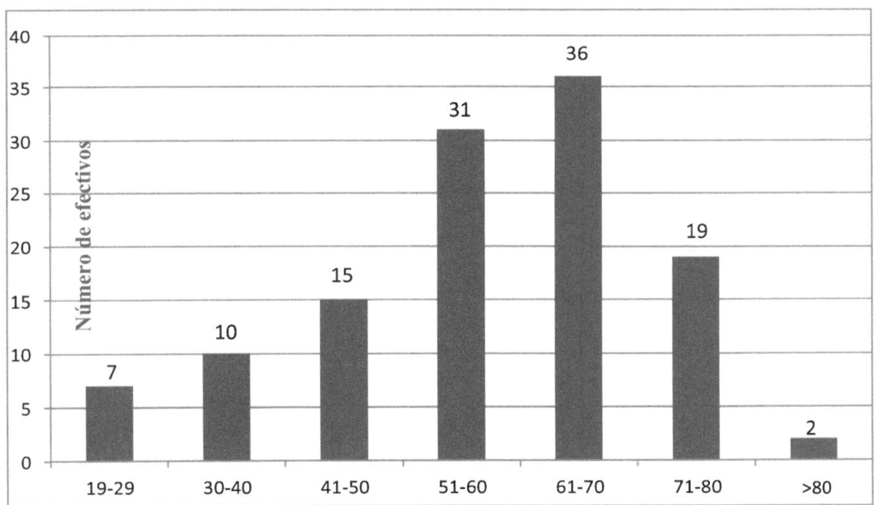

Figura 1: Repartição dos participantes por grupo etário

1.1.2. Tipo

A nossa amostra era constituída por 46,7% de mulheres (n=56) e 53,3% de homens (n=64). com um rácio entre os sexos de 1,14.

1.1.3. Estado civil

Os doentes que viviam em união de facto representavam 71,7% da população estudada. (n=86) em comparação com 8,3% (n=10) que eram solteiros (Figura 2).

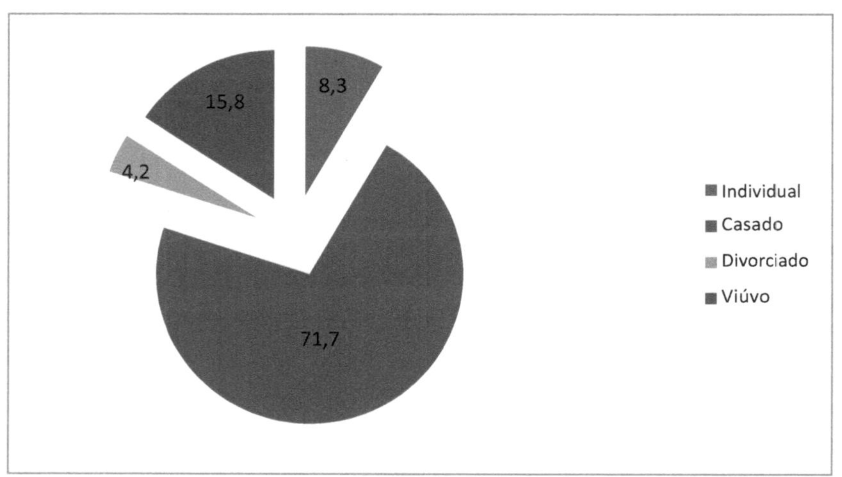

Figura 2: Repartição dos participantes por estado civil

1.1.4. Habitat

Cinquenta e oito por cento (n=70) dos doentes viviam em zonas urbanas (Figura 3).

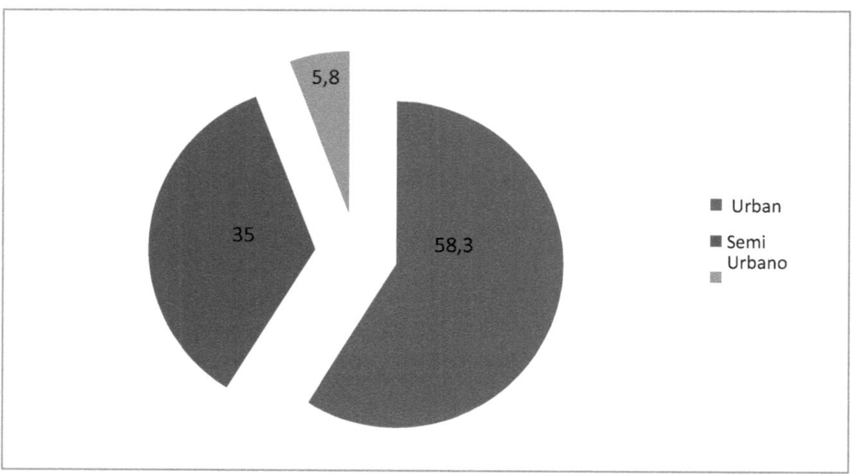

Figura 3: Distribuição dos inquiridos por habitat

Mais de metade (n=71; 59,2%) vivia com mais do que uma pessoa no mesmo agregado familiar. Assim

sessenta e dois por cento tinham filhos a cargo. (figura4)

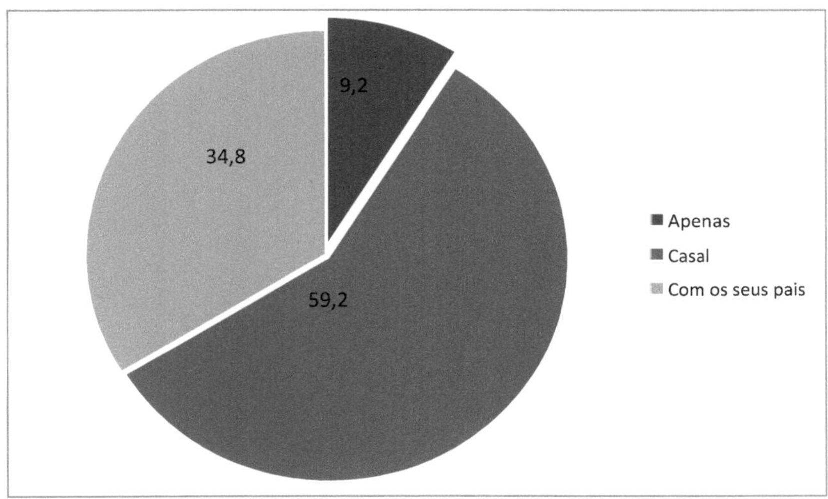

Figura 4: Repartição dos participantes por número de pessoas
viver sob o mesmo teto

1.1.5. Nível de ensino :

Sessenta e dois por cento dos doentes tinham formação académica. (figura 5)

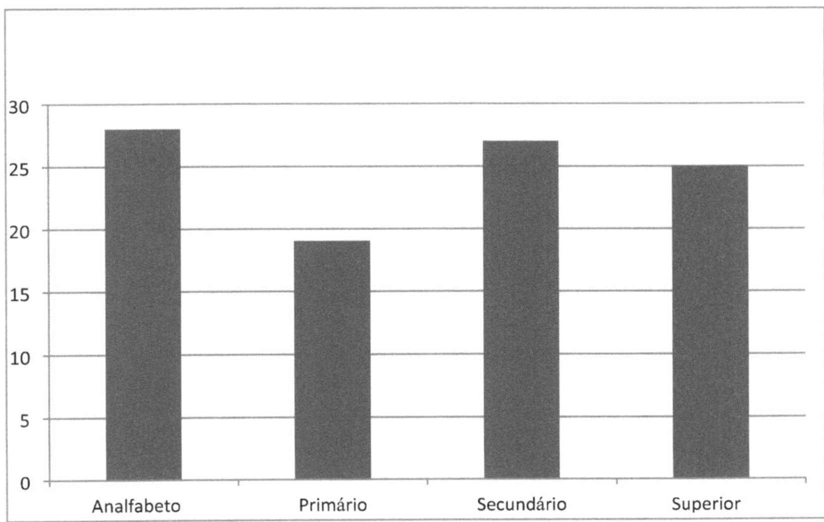

Figura 5: Repartição dos participantes por nível de ensino

1.1.6. Atividade profissional:

Os desempregados representavam 16,7% (n=20). Vinte e nove por cento eram reformados (figura 6).

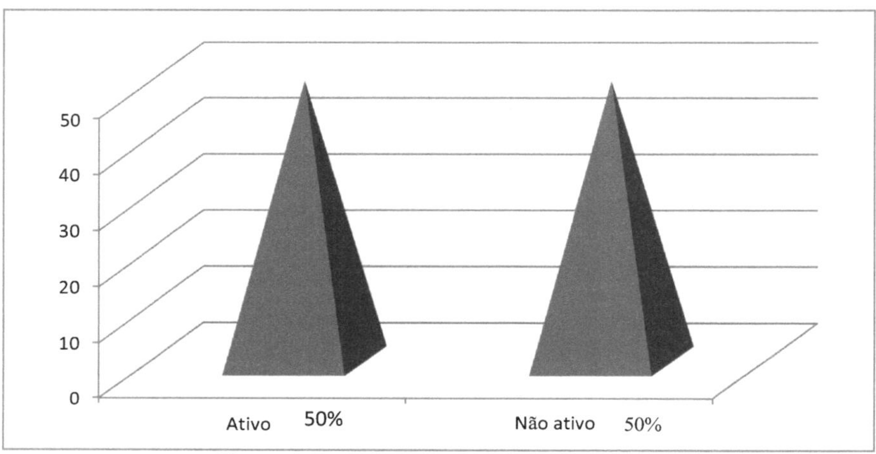

Figura 6: Repartição dos participantes por profissão

1.1.7. Nível socioeconómico :

Quarenta e três por cento (n=51) dos doentes tinham um estatuto socioeconómico baixo, com um rendimento mensal inferior a 500 dinares.

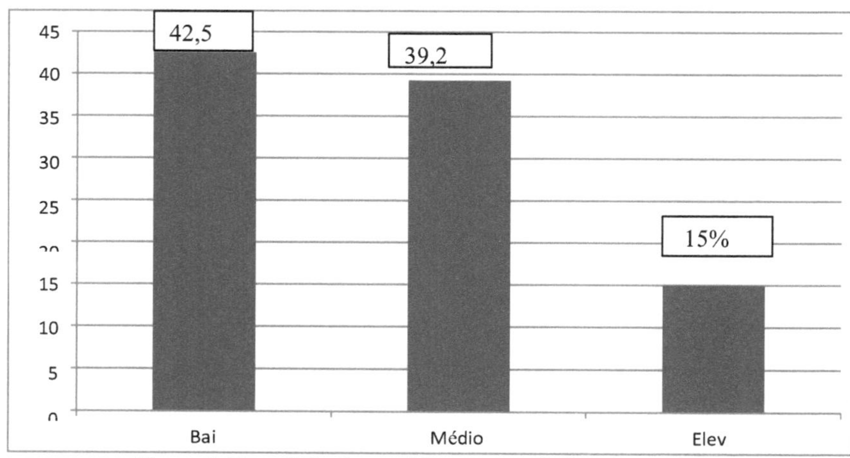

Figura 7: Repartição dos participantes por nível socioeconómico

1.1.8. História patológica

1.1.8.1. História somática

Cinquenta e sete por cento dos nossos doentes tinham uma história somática. A história somática é mostrada na Figura 8.

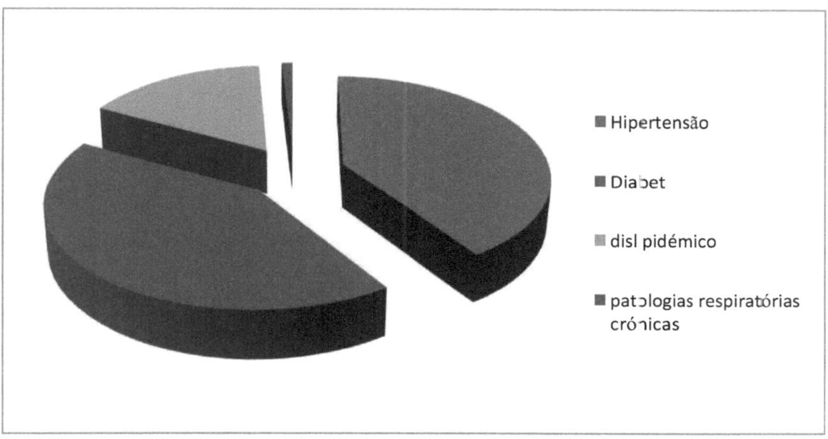

Figura 8: Repartição dos doentes por antecedentes somáticos

1.1.8.2. Antecedentes psiquiátricos :

Sete por cento dos nossos doentes (n=9) tinham antecedentes psiquiátricos pessoais e quinze por cento tinham antecedentes psiquiátricos familiares.

1.2. Caraterísticas clínicas associadas à infeção por Covid-19 :

1.2.1. Meios de diagnóstico :

O diagnóstico de COVID-19 foi confirmado por PCR em todos os participantes. Apenas 48% dos nossos doentes tinham sido submetidos a uma TAC torácica no serviço de urgência.

1.2.2. Sintomatologia:

Em 50% dos casos (n=60), o motivo da consulta foi a dispneia e a tosse. Vinte e cinco por cento dos doentes foram consultados por astenia febril e vinte e um por cento por sintomas digestivos, como diarreia e vómitos. (figura 9)

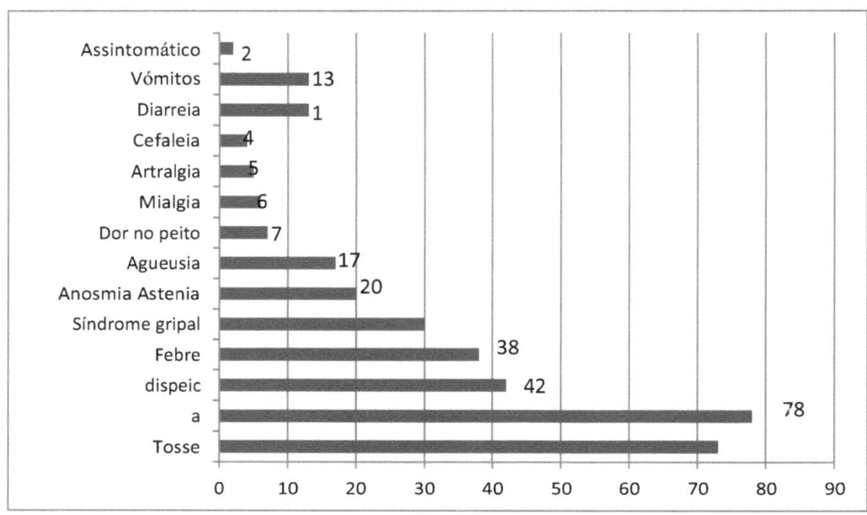

Figura 9: Repartição dos doentes por sintomas

1.2.3. Apoio

1.2.3.1.   A necessidade de hospitalização

Setenta e quatro por cento (n=89) necessitaram de hospitalização em enfermarias dedicadas à Covid-19.

Quarenta e um por cento (n=49) dos nossos doentes hospitalizados necessitaram de oxigenoterapia utilizando uma máscara de alta concentração. Apenas um doente foi entubado (Figura 10).

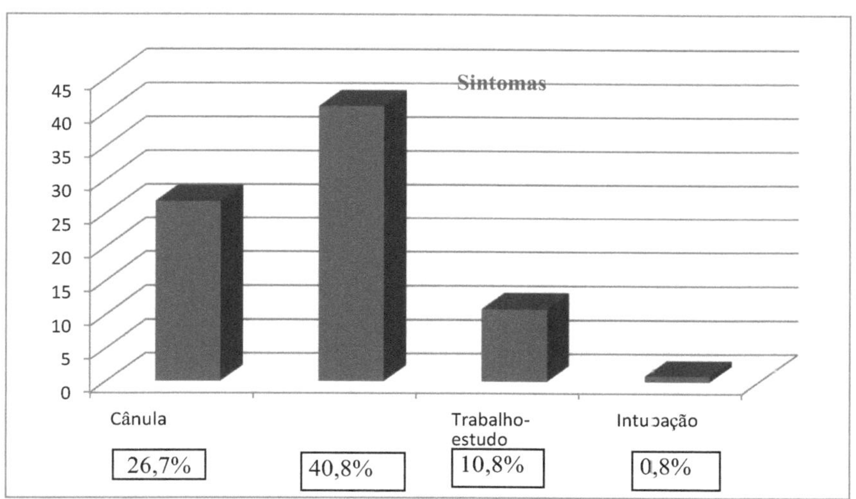

Figura 10: Repartição dos doentes por utilização de assistência respiratória

1.2.3.2. Sequelas da Covid-19

Mais de trinta por cento apresentaram uma síndrome pós-covid que consistia em astenia.

A Figura 11 mostra a distribuição das várias sequelas relatadas pelos pacientes.

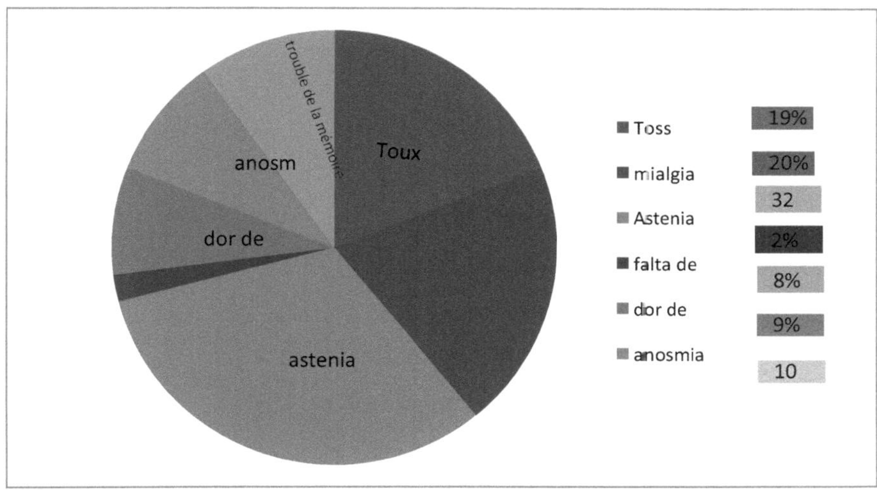

Figura 11: Repartição dos participantes por sequelas de Covid-19

1.2.4. Descanso e regresso ao trabalho

1.2.4.1. Sentimentos de estigmatização

Setenta e cinco por cento (n=88) sentiram-se estigmatizados por terem tido Covid-19 (**Figura 12**).

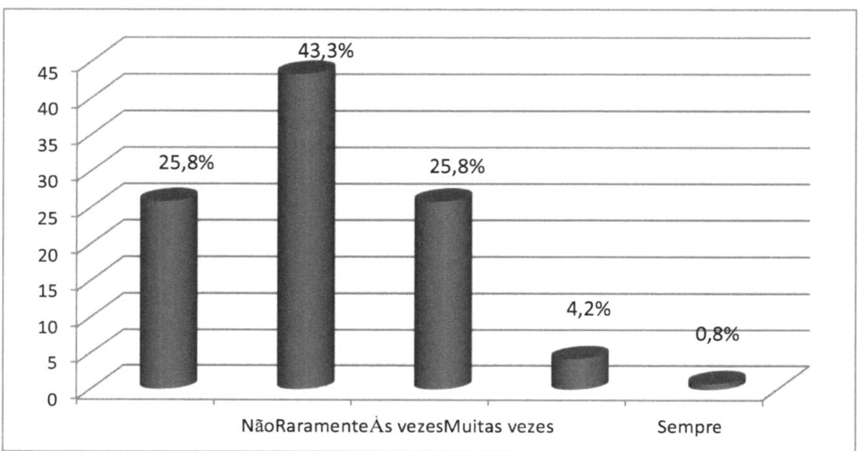

Figura 12: Distribuição dos participantes de acordo com os seus sentimentos de estigmatização

1.2.4.2. Parar o trabalho

Apenas quatro por cento (n=5) estavam em teletrabalho enquanto estavam infectados com Covid.

Quarenta por cento tinham entre 11 e 15 dias de licença. Trinta e sete por cento tiveram alta por mais de 20 dias. Nenhum doente teve alta por menos de dez dias.

1.3. Dados profissionais durante a pandemia

1.3.1. Condições de trabalho e carga de trabalho

Cinquenta e sete por cento (n=68) dos trabalhadores registaram um aumento de carga de trabalho em comparação com o período pré-epidémico.

1.3.2. Comportamento perante a pandemia (antes da infeção)

a. Medidas de higiene e proteção :

Cinquenta e sete por cento (n=69) referiram a utilização regular de medidas de higiene e proteção nas suas actividades diárias (Figura 13).

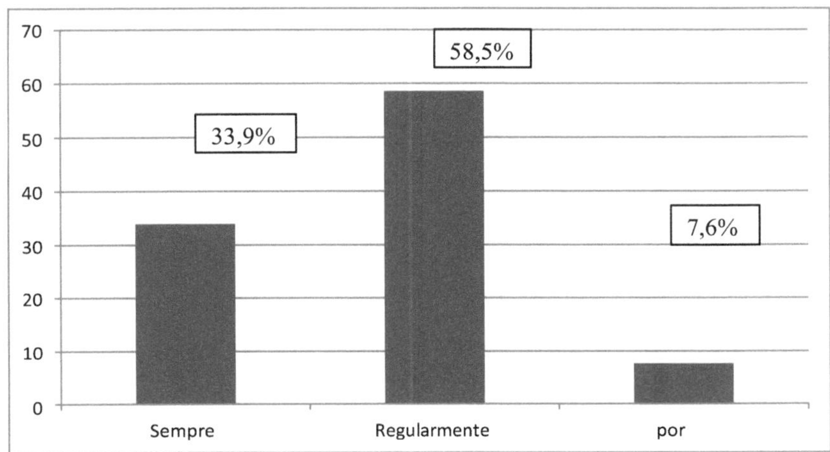

Figura 13: Distribuição dos inquiridos de acordo com as medidas de higiene e proteção

b. As regras da distância física :

Sessenta e sete por cento (n=81) utilizavam regularmente as regras de distanciamento físico no local de trabalho/no dia a dia (Figura 14).

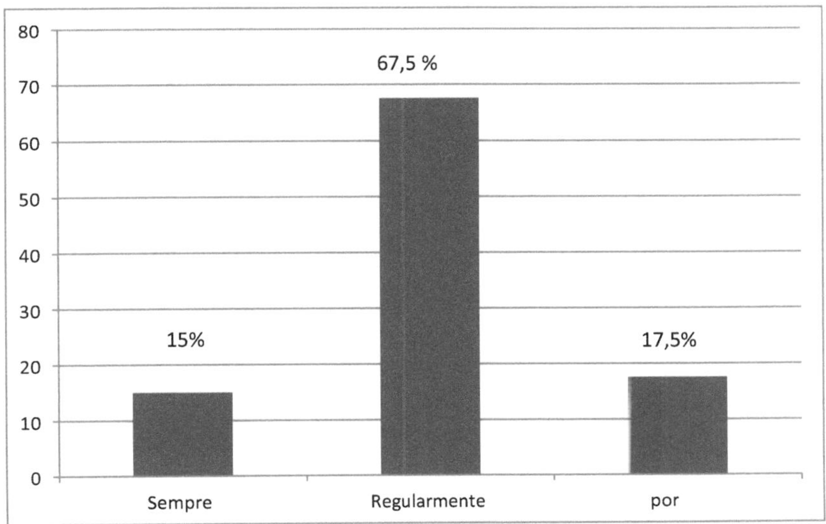

Figura 14: Distribuição dos inquiridos de acordo com as regras de distância física

21

c. ***Regime especial de alojamento :***

Quarenta e quatro por cento (n=53) tinham tomado medidas regulares de alojamento durante a pandemia (Figura 15).

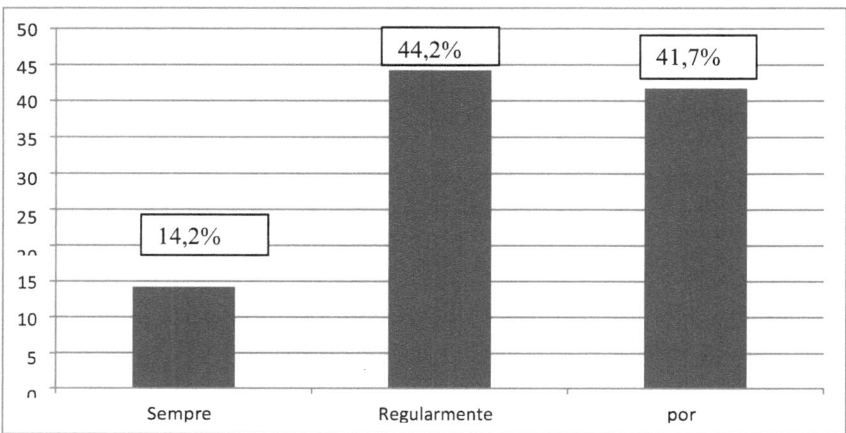

Figura 15: Distribuição dos inquiridos por alojamento especial Sessenta por cento (n=71)

reduziram os seus contactos sociais/familiares (Figura 16).

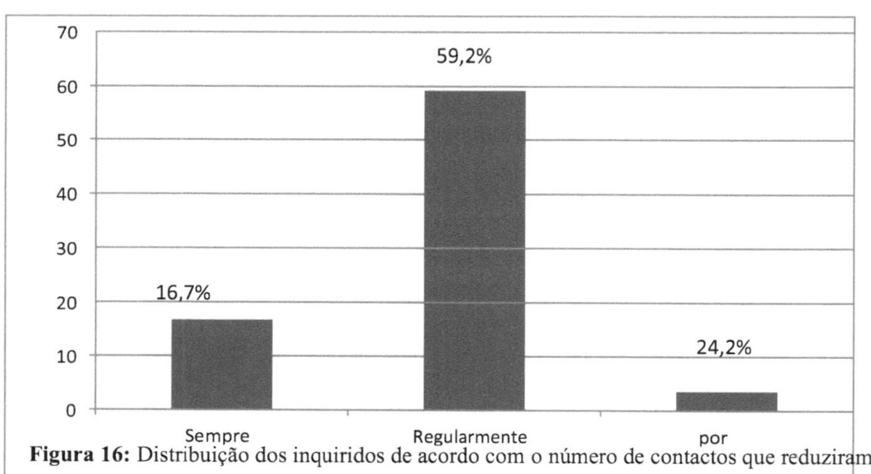

Figura 16: Distribuição dos inquiridos de acordo com o número de contactos que reduziram

1.3.3. **Fonte de informação durante a pandemia :**

Oitenta doentes (66,6%) utilizaram as redes sociais e os multimédia como fonte pessoal de informação durante a pandemia. Apenas um doente respondeu "não quero saber".

As fontes de informação sobre a epidemia de COVID-19 são apresentadas na Figura 17.

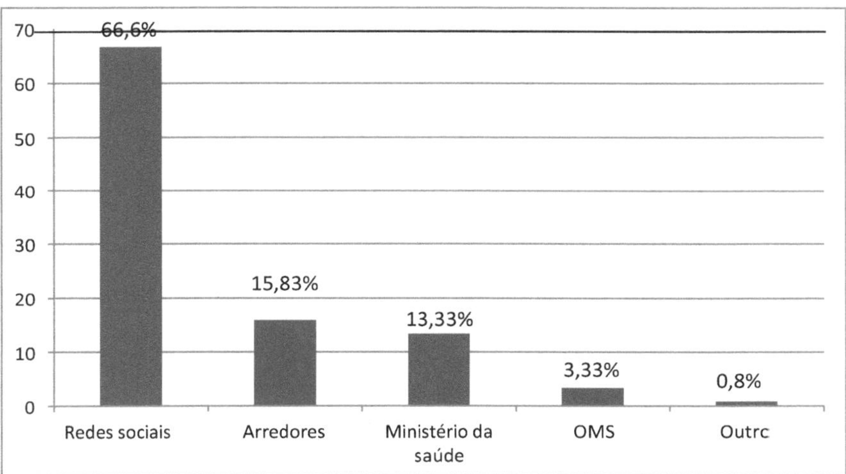

Figura 17: Repartição dos inquiridos por fonte de informação utilizada durante a pandemia

1.3.4. **Recurso ao apoio psicológico**

Sessenta por cento dos doentes afirmaram precisar de apoio psicológico. Mais de metade dos doentes não sabia o que fazer em caso de sofrimento psicológico (n=80). Vinte e cinco doentes disseram que ficariam em casa, dez disseram que consultaram os serviços de urgência ou um psicólogo/psiquiatra e cinco disseram que contactariam um familiar.

1.4. Prevalência de perturbações ansioso-depressivas na população estudada :
a. Prevalência de sintomas depressivos (PHQ-9) :

A pontuação total média do PHQ-9 foi de 14, com um mínimo de zero e um máximo de 27. Mais de metade dos participantes apresentavam sintomas depressivos.

A distribuição da população de acordo com a gravidade dos sintomas depressivos é a seguinte mostrado na Figura 18.

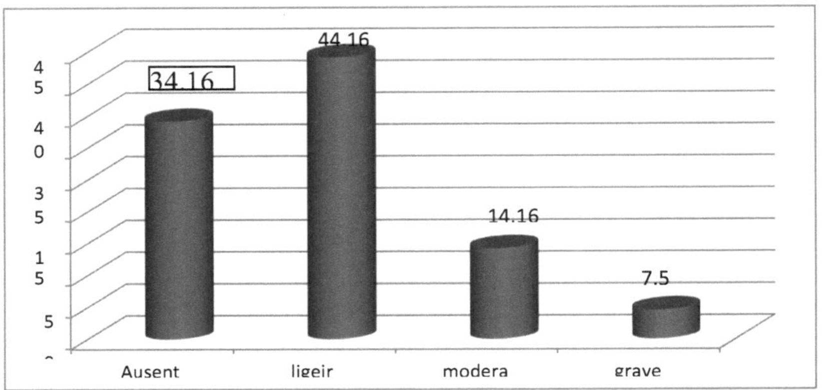

Figura 18: Distribuição dos participantes de acordo com a sintomatologia depressiva (PHQ-9)

b. *Prevalência de sintomas de ansiedade (GAD-7)*

A pontuação total média do GAD-7 foi de 13, com um mínimo de zero e um máximo de 21. Foram registados sintomas de ansiedade em 116 participantes. Os níveis de sintomatologia ansiosa são apresentados na Figura 19.

Figura 19: Distribuição dos participantes de acordo com a sintomatologia de ansiedade

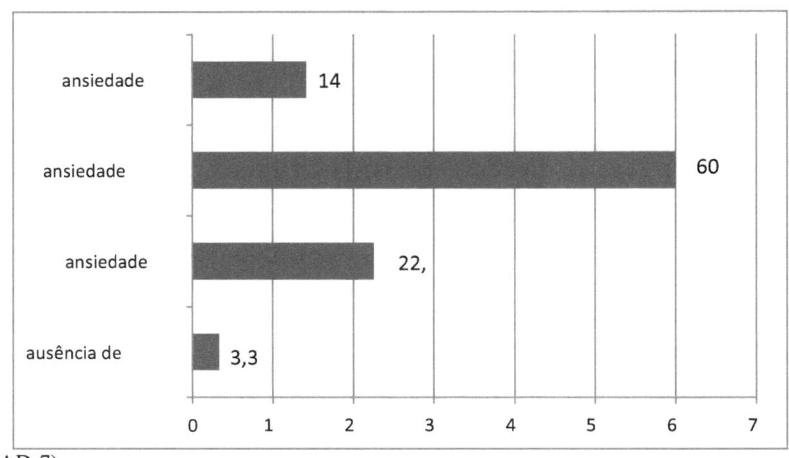

(GAD-7)

1.4.1. Prevalência de sintomas pós-traumáticos (IES-R)

A pontuação média total do IES-R foi de 28, com um mínimo de 0 e um máximo de 88.

Foram observados sintomas ligeiros em 45,83% dos doentes (Figura 20). Tabela I representa as diferentes pontuações na escala.

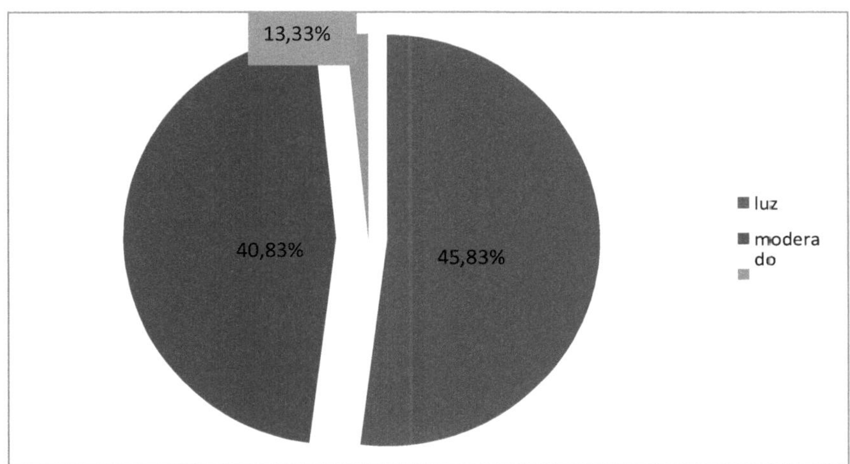

Figura 20: Distribuição dos participantes por classificação dos sintomas da IES-R

Tabela I: Resumo das pontuações dos itens do IES-R

	Mediana	Intervalos
Reavivamento	14	[0 - 23]
Evitar	14	[0 - 25]
Hiperactivação	10	[0 - 18]
Pontuação IES-R	40 ,5	[0 - 82]

1.4.2. Co-morbilidade Perturbação de stress pós-traumático e perturbação depressivo-ansiosa :

Quarenta e seis por cento dos doentes com PTSD apresentavam sintomas ansioso-depressivos ligeiros, 40% apresentavam sintomas ansioso-depressivos moderados e 14% apresentavam sintomas ansioso-depressivos graves.

2. ESTUDO ANALÍTICO

2.1. Relação entre a sintomatologia depressiva e as caraterísticas da população em estudo

2.1.1. *Relação entre sintomatologia depressiva e caraterísticas gerais dos participantes*

a. *Análise univariada :*

A pontuação do PHQ-9 foi significativamente maior nos participantes com mais de 40 anos, do sexo masculino, analfabetos e residentes em áreas urbanas (Tabela II).

Tabela II: Variação da pontuação PHQ-9 de acordo com as caraterísticas gerais dos participantes

Caractéristiques générales		PHQ-9 Moyenne [Intervalles]	P*
Age	≤ 40 ans	9 [1-18]	0,000
	> 40 ans	10 [0-19]	
Genre	Homme	10[1-19]	0,007
	Femme	9[0-18]	
Statut martial	Non marié	9[0-17]	0,118
	Marié	9[1-19]	
Nombre d'enfants	Pas d'enfants	9,5[0-17]	0,224
	1 enfant ou plus	9[1-19]	
Activité professionnelle	Au chômage	7[1-18]	0,409
	Retraité	10 [0-19]	
	Active	9[1-17]	
Niveau d'éducation	Analphabète	8,5[0-15]	0,032
	Primaire	9[2-16]	
	Secondaire	10[1-19]	
	Supérieur	9,5 [1-18]	
Habitat	Seul	7[3-17]	0,188
	En famille	9 [0-19]	
Zone d'habitat	Rurale	8[0-16]	0,048
	Urbaine	9,5[1-19]	
Niveau économique	Bas à moyen	9 [0-19]	0,654
	Elevé	11[5-17]	
ATCD somatiques	Non	10 [1-19]	0,437
	Oui	9[0-18]	
ATCD	Non	9 [0-19]	0,

b. *Regressão linear :*

Além disso, foi observada uma correlação moderadamente positiva entre Pontuação PHQ-9 e idade do doente (p=0,000, β =0,417) (Figura 21)

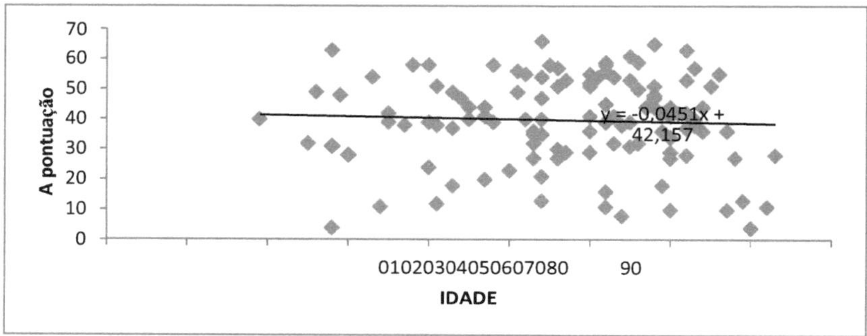

Figura 21: Correlação entre a pontuação PHQ-9 e a idade do doente

Do mesmo modo, foi observada uma correlação significativa entre o género e a pontuação do PHQ-9 (p=0,016, β=-0,205) (Figura 22).

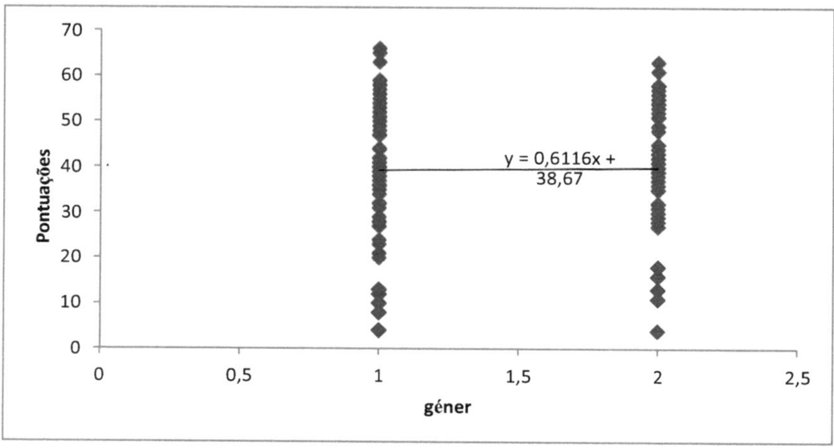

Figura 22: Correlação entre a pontuação PHQ-9 e o género do doente

2.1.2. Relação entre sintomatologia depressiva e caraterísticas clínicas relacionadas com a covid-19 :

A pontuação do PHQ-9 foi significativamente maior nos participantes com sequelas da infeção por SARS-Cov2 (p<0,001) (**Tabela III**).

Tabela III: Variação da pontuação do PHQ-9 de acordo com as caraterísticas dos cuidados durante a pandemia

		PHQ-9 Média [Intervalos]	P
Hospitalização N.º 6[0-15]	Sim 11[1-19]		0,147
Assistência respiratória	Não Sim	5[0-14] 11[1-19]	0,383
Efeitos secundários	Ausente Presente	0,5[0-1] 9[1-19]	< 0,001

2.1.3. Relação entre sintomatologia depressiva e perceção durante a pandemia :

Tabela IV: Variação da pontuação PHQ-9 de acordo com a perceção durante a pandemia

		PHQ-9 Média [Intervalos]	P
Fonte de informação	ministério da saúde	10 [6-15]	0,083
	site oficial OMS redes sociais multimédia família	12,5[4-18]	
		9[1-17]	
		9[1-17]	
		9[0-14]	
Estigma	Sim	9[0-15]	0,415
	Não	9[0-15]	
Trabalho infetado	Não	11[1-18]	0,157
	Sim	9[6-14]	
Tempo de ausência do trabalho	< 15 dias	9[1-16]	0,031
	≥ 15 dias	11[1-18]	

*2.1.4. **Relação entre sintomatologia depressiva e comportamento face à pandemia***

A pontuação do PHQ-9 foi significativamente maior entre os participantes que expressaram a necessidade de apoio psicológico durante a pandemia (p=0,002) (**Tabela V**).

Quadro V: Variação da pontuação PHQ-9 de acordo com o comportamento pandémico

Comportamento face à pandemia	PHQ-9 Média [Intervalos]		P
Utilização de equipamento de proteção	Sempre	9[1-15]	0,091
	Nem sempre	10[0-19]	

Tapar a boca quando tossir	Sempre	9[1-17]	0,511
	Nem sempre	10[0-19]	
Aplicação das regras de distanciamento	Sempre	11[2-16]	0,129
	Nem sempre	9[0-19]	
Regime especial de alojamento	Sempre	12[1-16]	0,552
	Nem sempre	9[0-19]	
Redução do contacto social	Sempre	10,5[1-17]	0,195
	Nem sempre	9[0-19]	
Necessidade de apoio psicológico	Não	7[0-14]	0,002
	Sim	11[1-19]	

*Mann Whitney PHQ-9: Questionário de saúde do paciente-9

1.1. Relação entre a sintomatologia de ansiedade e as caraterísticas gerais da população em estudo (GAD-7)

1.1.1. Relação entre a sintomatologia da ansiedade e as caraterísticas gerais dos participantes

a.Análise univariada :

A pontuação do GAD-7 foi significativamente maior nos participantes cmmais de 40 aros, analfabetos e residentes em áreas urbanas (Tabela VI).

Tabela VI: Variação da pontuação do GAD-7 de acordo com as caraterísticas gerais dos participantes

Caraterísticas gerais	GAD-7 Média [Intervalos]		P
Idade	≤ 40 anos	10[1-16]	**0,000**
	> 40 anos	11[0-19]	
Tipo	Homens	11[1-19]	0,088
	Mulher	11[0-16]	
Estado civil	Non marié	10[0-18]	0,327
	Mari	11[0-19]	
Número de crianças	Pas de crianças	11[0-19]	0,275
	1 filho ou mais	11[0-17]	
Nível de educação	Analfabeto	11[0-15]	**0,006**
	Primário	11[6-19]	
	Secundário	11[0-16]	
	Superior	12[1-17]	
Atividade profissional	Ativo	10[0-17]	0,260
	Reforma	11[0-19]	
	Desemprego	11,5[1-16]	
Habitat	Apenas	11[7-16]	0,818
	Com a família	11[0-19]	
Zona residencial	Rural	11[0-15]	**0,005**
	Com a família	11[0-19]	
Nível económico	Baixo a médio	11[0-19]	0,433
	Elevado	12[0-17]	
História somática	Não	11[0-19]	0,173
	Sim	11[0-18]	
Antecedentes psiquiátricos pessoais	Não	11[0-19]	0,494
	Sim	12[0-14]	

ATCD: antecedentes * : Mann Whitney GAD-7: Escala de Ansiedade Generalizada e Depressão

b. Regressão linear :

Foi observada uma correlação positiva entre a pontuação GAD-7 e a idade do doente (p=0,000 ;

β=0,502) (Figura 23).

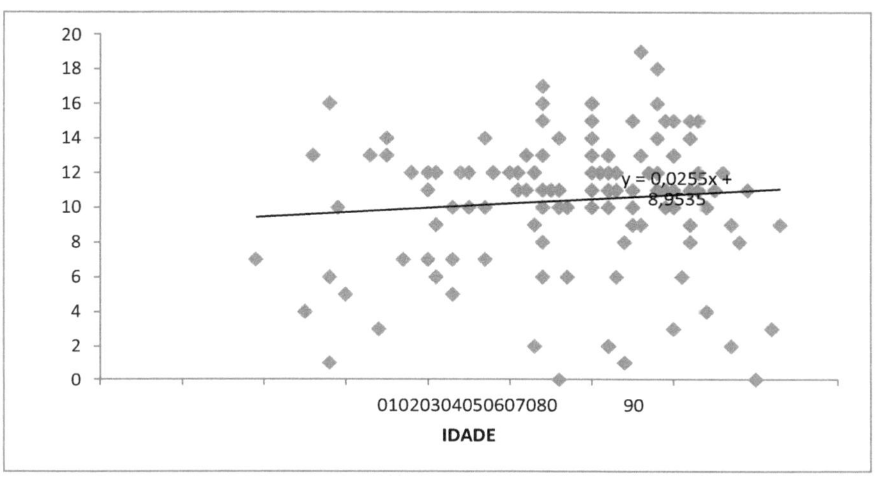

Figura 23: Correlação entre a pontuação GAD-7 e a idade do doente

> *1.1.2. Relação entre a sintomatologia da ansiedade e o tratamento durante o*
> *pandemia*

A pontuação do GAD-7 foi significativamente mais elevada nos participantes com sequelas após a infeção (p=0,001) e nos que foram hospitalizados (p=0,006) (**Tabela VII**).

Tabela VII: Variação da pontuação do GAD-7 de acordo com as caraterísticas do atendimento durante a pandemia

		GAD-7P Média [Intervalos]	P
hospitalização	**Não**	9[0-14]	0,006
	Sim	12[1-19]	
Assistência respiratória	**Não**	8[0-14]	0,383
	Sim	12[1-19]	
Efeitos secundários	Ausente	0,5[0-1]	0.001

	Presente	11[0-19]	

GAD-7: Escala de Ansiedade Generalizada e Depressão

1.1.3. *A relação entre a sintomatologia da ansiedade e a perceção durante o pandemia :*

Os indivíduos que se sentiam estigmatizados apresentavam valores de ansiedade significativamente mais elevados (Quadro VIII).

		GAD-7 Média [Intervalos	P
Fonte de informação	ministério da saúde sítio	11,5[0-16]	0,736
	Web oficial OMS redes	12,5[4-18]	
	sociais multimidia	11[1-18]	
	família	11[0-19]	
Estigma	Oui	11[1-19]	**0,022**
	Não	9[0-15]	
Trabalho infetado	Não	11[0-19]	0,382
	Oui	12[5-14]	
Tempo de ausência do trabalho	< 15 dias	8[0-14]	0,002
	≥ 15 dias	12[5-19]	

1.1.4. *Comportamento face à pandemia*

A pontuação do GAD-7 foi significativamente mais elevada entre os participantes que expressaram a necessidade de apoio psicológico durante a pandemia (p=0,005) (**Quadro IX**).

Tabela IX: Variação da pontuação do GAD-7 de acordo com o comportamento pandémico

Comportamento face à pandemia		GAD-7 Média [Intervalo]	P
Utilização de equipamento de proteção	Sempre	10,5[0-19]	0,180
	Nem sempre	11[0-18]	
Tapar a boca quando tossir	Sempre	11[2-17]	0,704
	Nem sempre	11[0-19]	
Aplicação das regras de distanciamento	Sempre	11[0-14]	0,476
	Nem sempre	11[0-19]	
Regime especial de alojamento	Sempre	11[1-16]	0,836
	Nem sempre	11[0-19]	
Redução do contacto social	Sempre	12[2-16]	0,680
	Nem sempre	11[0-19]	
Necessidade de apoio psicológico	Não	10[0-16]	**0,005**
	Sim	12[0-19]	

*Mann Whitney GAD-7: Escala de Ansiedade e Depressão Generalizadas

1.2. Relação entre a sintomatologia pós-traumática e as caraterísticas gerais da população

1.2.1. Relação entre a sintomatologia pós-traumática e as caraterísticas gerais dos participantes

a. *Análise univariada :*

A pontuação do IES-R foi significativamente mais elevada nos participantes com mais de 40 anos

e analfabetos (**Quadro X**).

Quadro X: Variação da pontuação no IES-R de acordo com as caraterísticas gerais dos participantes

Caraterísticas gerais		IES-R Média [Intervalo]	P *
Idade	≤ 40 anos	39 [4-63]	**0,000**
	> 40 anos	41[4-66]	
Tipo	Homens	40[4-66]	0,550
	Mulher	41[4-63]	
Estado civil	Solteiro	37,5[4-66]	0,583
	Casado	42[4-63]	
Número de crianças	Sem filhos	40,5[4-66]	0,224
	1 filho ou mais	40,5[4-63]	
Atividade profissional	Desempregado	35,5[4-63]	0,541
	Reformado	42[4-65]	
	Ativo	40[11-59]	
Nível de educação	Analfabeto	42[4-63]	**0,009**
	Primário	38[13-65]	
	Secundário	44[18-66]	
	Superior	40,5 [4-63	
Habitat	Seul	34[27-66]	0,887
	Com a família	41[4-65	
Zona residencial	Rural	39[4-59]	0,233
	Urbano	42[10-66]	
Nível económico	Baixa a média	39,5[4-66]	0,778
	Elevado	47[10-59]	
História somática	Não	40[4-66]	0,848
	Sim	4,5[4-63]	
Antecedentes psiquiátricos pessoais	Não	4,5[4-66]	0,340
	Sim	39[13-53]	

ATCD: Antecedentes * : Mann Whitney IES R: Escala de Impacto do Acontecimento

Regressão linear :

Foi encontrada uma correlação positiva entre a pontuação IES-R e a idade do doente (p=0,000 ;

β=0,379) **(Figura 24)**

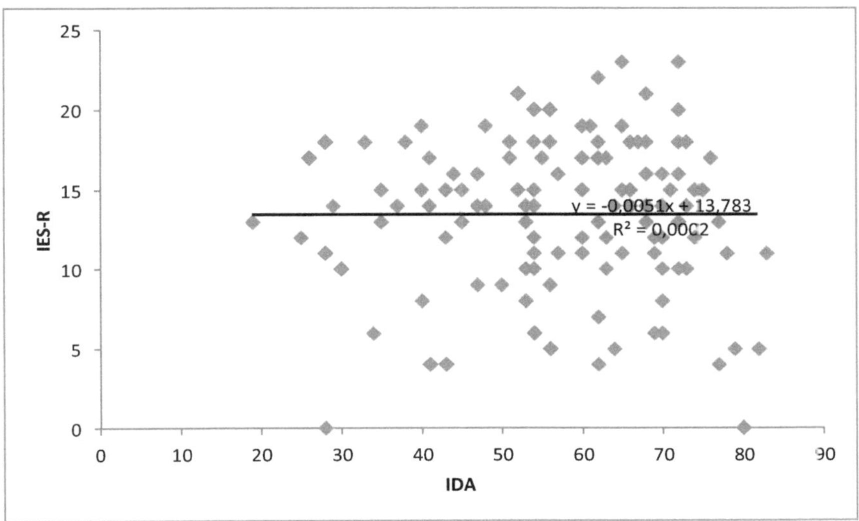

Figura 24: Correlação entre a pontuação do IES-R e a idade do doente

     1.2.2. Relação entre sintomas pós-traumáticos e tratamento ***durante a pandemia***

a.Análise univariada :

A pontuação do IES-R foi significativamente mais elevada nos participantes que utilizaram assistência respiratória **(p=0,028)** (Tabela XI)

Quadro XI: Variação da pontuação do IES-R de acordo com as caraterísticas dos cuidados prestados durante a pandemia

		IES-R Média [Intervalo]	P
Hospitalização	Não	<u>28[4-54]</u>	0,182
	Sim	44[8-66]	
Assistência	Não	28[4-54]	**0,028**

respiratória	Sim	44[8-66]	
Efeitos secundários	Ausente	4[4-4]	
	Presente	41[8-66]	

*: Mann Whitney IES R: Escala de impacto do evento

b.   *Regressão linear :*

Foi encontrada uma correlação significativa entre a pontuação do IES-R e a assistência respiratória (p=0,012, β=0,379) (figura 25).

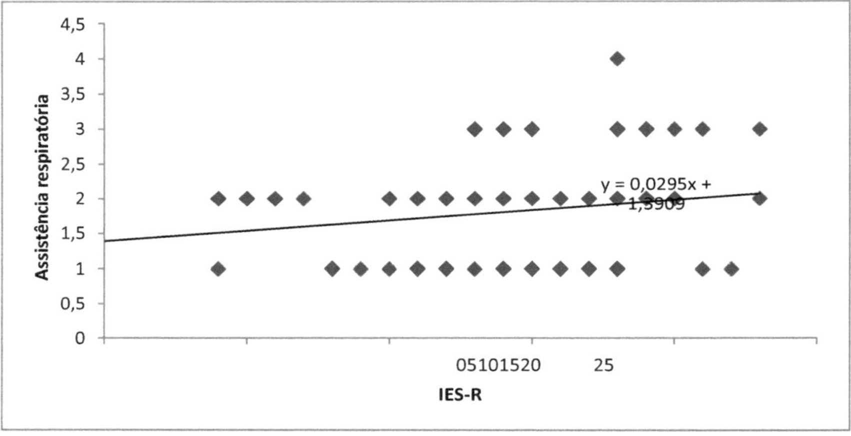

Figura 25: Correlação entre a pontuação do IES-R e a assistência respiratória.

1.2.3. A relação entre a sintomatologia pós-traumática e a perceção durante a pandemia :

O IES-R foi significativo nos doentes que tinham estado em repouso durante mais de 15 dias.

(p=0,014) (quadro XII).

Quadro XII: Variação da pontuação do IES-R de acordo com a perceção _ durante a pandemia

		IES-R Média [Intervalo]	P
Fonte de informação	ministério da saúde sítio Web oficial da OMS	43,5[10-59]	0,384
	redes sociais	46,5[29-63]	
	multimédia	40[4-66]	
	família	42[4-63]	
Estigmatização	Non	41[4-66]	0,707
	Sim	38[4-63]	
Trabalho infetado	Non	42[8-66]	0,276
	Sim	29[23-44]	
Tempo de ausência do trabalho	< 15 dias	30[8-58]	0,014
	≥ 15 dias	49[13-66]	

1.2.4. Relação entre sintomatologia pós-traumática e comportamento face à pandemia:

A pontuação do IES-R foi significativamente mais elevada entre os participantes que expressaram a necessidade de apoio psicológico durante a pandemia (p=0,005) (**Tabela XIII**).

Tabela XIII: Variação da pontuação do IES-R de acordo com o comportamento face à pandemia

Comportamento face à pandemia		IES-R Média [Intervalos]	P
Utilização de equipamento de proteção	Sempre	40[10-59]	0,720
	Nem sempre	41[4-66]	
Tapar a boca quando tossir	Sempre	42[10-59]	0,673
	Nem sempre	39[4-66]	
Aplicação das regras de distanciamento	Sempre	40,5[10-59]	0,886
	Nem sempre	40,5[4-66]	
Regime especial de alojamento	Sempre	41[4-54]	0,124
	Nem sempre	40[4-66]	
Redução do contacto social	Sempre	52[13-66]	0,325
	Nem sempre	39[4-65]	
Necessidade de apoio psicológico	Não	35[4-61]	**0,005**
	Sim	45,5[4-66]	

DISCUSSÃO

1. **Principais resultados :**

Realizámos um estudo transversal no serviço de urgência do Hospital Rabta, em Tunes, com o objetivo de estimar a prevalência de sintomas ansioso-depressivos e de stress pós-traumático numa população de doentes que contraíram Covid-19 há pelo menos um mês e de identificar os factores sociodemográficos e clínicos associados a estas perturbações.

A nossa amostra de 120 doentes era composta por 56 mulheres e 64 homens, o que corresponde a um rácio entre sexos de 1,14. A idade média dos indivíduos era de 57 ±13 anos. Cinquenta por cento dos doentes estavam desempregados e 42,5% tinham um estatuto socioeconómico baixo.

Em termos de caraterísticas clínicas, 74% dos indivíduos tinham necessitado de hospitalização em enfermarias de Covid-19, 40% dos quais tinham utilizado uma máscara de alta concentração. Um mês após a doença, 32% dos indivíduos apresentavam sequelas pós-Covid-19 que consistiam em astenia (25%), mialgia (20%) e tosse (19%).

Relativamente às percepções durante a pandemia de Covid-19, 74% sentiram-se estigmatizados por terem tido Covid-19. Cinquenta e sete por cento dos trabalhadores sentiram um aumento da carga de trabalho em comparação com o período pré-epidémico.

A fonte de informação sobre a epidemia de COVID-19 foram as redes sociais e multimédia em 66% dos casos.

Em caso de sofrimento psíquico, 72% afirmaram não saber o que fazer. Outros 60% manifestaram a necessidade de apoio psicológico e apenas 5% tinham consultado um psiquiatra no início da epidemia.

A prevalência de sintomas depressivos, de ansiedade e de stress pós-traumático foi de 65,84%, 96% e 52,2%, respetivamente.

Na análise univariada, a idade superior a 40 anos, o sexo masculino, ser analfabeto, viver nma zona urbana, ter sequelas da doença, ter estado ausente do trabalho durante mais de 15 dias e necessitar de apoio psicológico foram significativamente associados à sintomatologia depressiva com p=0,000, p=0,007, p=0,032, p=0,048, p<0,001, p=0,031, p=0,002 respetivamente.

Na regressão linear, a idade e o género foram preditores independentes da sintomatologia depressiva, com p<0,001 e p=0,016, respetivamente.

Verificámos uma associação estatisticamente significativa, em análise univariada, entre os sintomas de ansiedade e as seguintes variáveis idade superior a 40 anos (p=0,000), nível de escolaridade (p=0,006), área de residência (p=0,005), internamento hospitalar (p=0,006), ter sequelas da doença (p=0,001), sentimento de estigmatização (p=0,022), tempo de baixa (p=0,002) e necessidade de apoio psicológico (p=0,005). Na regressão linear, a idade superior a 40 anos foi o único preditor independente desta sintomatologia (p<0,001).

Além disso, os sintomas de stress pós-traumático foram significativamente associados, na análise univariada, às seguintes variáveis: idade (p=0,000), nível de escolaridade (p=0,009), uso de assistência respiratória (p=0,028), tempo de afastamento do trabalho (p=0,014) e necessidade de apoio psicológico (p=0,005). Na regressão linear, a idade e o uso de assistência respiratória foram os factores independentes preditores desta perturbação, com p<0,001 e p=0,012 respetivamente.

## 2.	Interesses e limites do estudo:

A primeira limitação deste estudo foi a dimensão da amostra. Embora o recrutamento tenha ocorrido durante um período de seis meses, foi menor do que o esperado. Além disso, realizámos um estudo num único centro Covid. A pequena dimensão da amostra e a natureza monocêntrica do estudo dificultaram a generalização dos nossos resultados à população em geral.

A segunda limitação deste estudo é o seu carácter transversal, o que dificulta a interpretação causal das associações observadas. Um estudo complementar, incluindo um grupo de controlo (indivíduos que não sofrem de Covid-19), seria necessário para validar os resultados observados.

A terceira limitação prende-se com as escalas que utilizámos para avaliar as perturbações depressivo-ansiosas e o stress pós-traumático. Embora as escalas utilizadas fossem fiáveis, válidas e fáceis de utilizar, eram escalas de rastreio que poderiam levar a uma sobrestimação das perturbações na ausência de uma entrevista psiquiátrica associada e dada a desvantagem social.

## 3.	Pontos fortes do estudo :

Tanto quanto sabemos, não existem estudos publicados que avaliem a saúde mental dos doentes com Covid-19 na Tunísia. No entanto, o bem-estar psicológico é essencial para melhorar a qualidade dos cuidados. Os estudos encontrados na pesquisa bibliográfica centraram-se no pessoal médico e paramédico e na população em geral.

Este trabalho permitiu-nos constatar a ausência de uma política de rastreio das doenças. cuidados psiquiátricos para pacientes com Covid-19.

Utilizámos escalas traduzidas e validadas em árabe. Deste modo, os nossos doentes não tiveram qualquer dificuldade em compreender e responder aos diferentes itens.

4.   Prevalência de sintomas depressivos após a Covid-19:

Em nosso estudo, a prevalência de depressão foi de 65,84%, com intensidade leve em 44,16% dos casos. O nosso resultado foi superior quando comparado com uma meta-análise realizada entre 2019 e agosto de 2020 (8) que englobou 31 estudos realizados numa população de 5153 doentes e com outros estudos (Tabela XIV).

Além disso, os nossos resultados são comparáveis aos da série do Médio Oriente e de dois países do Grande Magrebe (quadro XIV). Esta constatação pode ser explicada por semelhanças culturais e ambientais.

Quadro XIV: Prevalência da depressão em diferentes estudos, por país:

Estudo	País **Prevalência**	Ano	Escala utilizada	
Jiawen Deng et al. (Meta-análise incluindo 20 estudos) (9)	China	2020	SDS PHQ-9 HADS-D SCL-90	45%
Cláudio Liguori et al.(10)	Itália	2020	Entrevista, SNS	38%
Paz et al.(11)	Equador	2020	PHQ-9 ≥ 5	60%
Btiss	Marrocos	2020	HADS	53%
Zarrouqet al (12)	Líbia	2020	PHQ-2	50%
M. Elhadi et al (13)			DASS-21	59%
S. Sma et al (14)	Moy no Leste	2020	DASS-21	67,1%
Ahmed Arafa et al (15)	Egito	2020		
O nosso estudo	Tunísia	2021	PHQ-9	65,84%

SDS: pontuações de desvio padrão; PHQ-9: questionário de saúde do paciente-9:; HADS-D: Hospital Anxiety and Depression scale; SNS: swiss narcolepsy scale SCL-90: Symptom Checklist-90-;DASS-21: Depression, Anxiety and Stress Scale - 21

Para além das diferenças metodológicas (escalas utilizadas (16), flutuação da amostragem (9)), a diferença no nosso resultado em comparação com as séries ocidentais e asiáticas pode dever-se a outros factores. De facto, a quarentena devido a uma crise sanitária foi uma novidade para a maioria dos tunisinos; ao contrário de outros países, como a China, que foi confrontada com epidemias anteriores, como a síndrome respiratória aguda grave (SARS) (17).

Além disso, as dificuldades de gestão da pandemia (falta de materiais e de equipamentos de proteção individual, saturação dos serviços de cuidados, períodos de carência de oxigénio) constituíram fontes adicionais de stress, que poderiam aumentar a prevalência da depressão na nossa parte do mundo em comparação com o Ocidente (14). Por fim, a maioria dos estudos foi realizada na população em geral, enquanto o nosso estudo incluiu apenas indivíduos com Covid-19. Esta população seria mais suscetível de desenvolver depressão.

De facto, desde a antiguidade que a depressão tem sido associada a doenças infecciosas como a Chlamydophila trachomatis, a doença de Borna, o vírus da varicela-zoster, o herpes simplex 1 e o Epstein-Barr (18). Pensa-se que esta ligação está relacionada com o efeito inflamatório induzido pelo vírus e com a tempestade de citocinas (19) (20) (figura 26). A libertação periférica de citocinas que chegam ao cérebro por via humoral e neural e que asseguram a libertação pelas células microgliais causariam danos neuronais e uma apoptose neuronal semelhante à neurogénese ligada a um aumento das concentrações glutamatérgicas e a uma diminuição dos níveis alterados de BDNF.

Além disso, pensa-se que a relação entre inflamação e depressão é bidirecional. Uma perturbação depressiva estaria associada a níveis elevados de citocinas pró-inflamatórias (21). De facto, o stress psicológico ou fisiológico leva à produção de citocinas pró-inflamatórias que activam a IDO. Esta enzima catalisa a degradação do triptofano e está envolvida na conversão da serotonina em quinurenina (KYN). A KYN é posteriormente metabolizada em catabolitos do triptofano, como o ácido cinurénico (KA), neuroprotector, e o ácido quinolínico (QUIN), neurotóxico. O aumento destes dois ácidos no sistema nervoso central e periférico tem sido associado à depressão induzida pelo IFN-a-. Além disso, a ativação da IDO leva à ativação de receptores glutamatérgicos e a uma redução da síntese de serotonina. É de notar que os danos celulares induzidos por metabolitos neurotóxicos do triptofano e do glutamato aumentam o risco de depressão (22), (23).

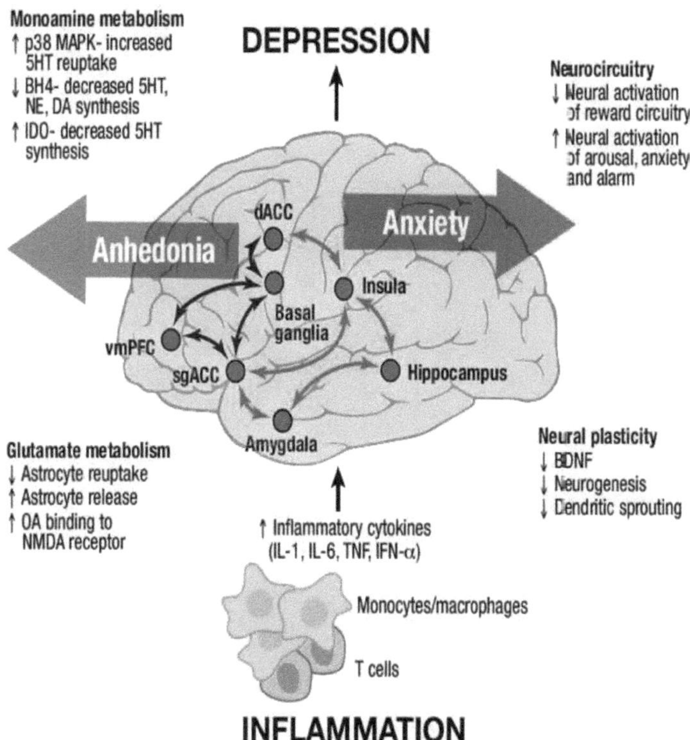

Figure Impact of inflammation on the brain and behavior

5HT, serotonin; BDNF, brain derived neurotrophic factor; BH4, tetrahydrobiopterin; DA, dopamine; dACC, dorsal anterior cingulate cortex; IDO, indoleamine 2,3 dioxygenase; IFN-interferon; IL, interleukin; MAPK, mitogen activated protein kinase; NE, norepinephrine; NMDA, N-methyl-D-aspartate; QA, quinolinic acid; sgACC, subgenual anterior cingulate cortex; TNF, tumor necrosis factor.

Figura 26: Relação entre depressão e inflamação

5. Prevalência de sintomas de ansiedade no pós-Covid-19:

No nosso estudo, a prevalência de sintomas de ansiedade foi de 96%, com ansiedade moderada em 60% dos casos. A nossa taxa parece alarmante. Foi mais elevada do que as relatadas na literatura (tabela XV).

Quadro XV: Prevalência de ansiedade em diferentes estudos

Estudo utilizado	País	Ano	Ferramenta	**Préval ence**
Jiawen Deng et al (Meta-análise incluindo 20 estudos) (9)	China	2020	SAS GAD-7 HADS-A SAS SCL-90	48%
Liguori et al.(10)	Itália	2020	Entrevista	33%
Paz et al(11)	Equacionar ur	2020	GAD-7 ≥ 5	65%
B. Zarrouqet al.(12)	Marrocos	2020	HADS	43%
M. Elhadi et al(13)	Líbia	2020	GAD-7	51%
S. Sma, et al (14)	Médio Oriente	2020	DASS-21	60%
A. Arafa et al (15)	Egito	2020	DASS-21	53,3%
O nosso estudo	Tunísia	2021	GAD-7	96%

SDS: pontuações de desvio padrão; HADS-A: Escala Hospitalar de Ansiedade e Depressão; SCL-
90: **Symptom** Checklist-90-;DASS-21: Escala de Depressão, Ansiedade e Stress - 21

Pensa-se que a ligação entre a ansiedade e a Covid-19 está relacionada com vários factores. Em primeiro lugar, a Covid-19 tem sido associada a uma grande dose de incerteza. Com efeito, pensa-se que a variabilidade das apresentações clínicas, a duração debatida da persistência do vírus nas superfícies, o seu período de incubação e a sua velocidade de progressão são uma fonte de stress acrescido (24).

Em segundo lugar, no início da pandemia, o nosso sistema de saúde era frágil face a esta crise sanitária. Isto criou um maior sentimento de ansiedade entre as pessoas, agravado pelo medo de reinfeção através da exposição frequente ao vírus (23). Por último, foi referido que a falta de medidas de proteção, a ausência de vacinação e a ansiedade do pessoal médico e paramédico poderiam ser factores preditivos de sintomas ansiosos nos doentes (24).

Além disso, a ligação entre a Covid-19 e a ansiedade poderia ser explicada pela associação entre a sintomatologia respiratória e a sintomatologia da ansiedade, mais especificamente o transtorno do pânico, que tem sido destacada desde os anos 80 e ainda mais nos anos 90 com a teoria de Klein (25). Trata-se de uma hipótese de falso alarme de asfixia. O nosso cérebro é sensível ao CO_2, pelo que a falta de ar leva a um aumento da pressão de CO_2, que é um estímulo indutor de pânico que leva à sufocação iminente.

Outra hipótese neurobiológica foi proposta por Deakin e Graeff em 1991, que relaciona a resposta cardiorrespiratória e comportamental aos panicogénios através de quimiorreceptores centrais, como os neurónios serotoninérgicos na substância cinzenta periaquedutal ventrolateral e no núcleo ventrolateral e dorsal da rafe(26).

Em suma, a fisiopatologia dos sintomas de ansiedade nos casos de infeção respiratória continua mal explicada, mas dada a sua prevalência bastante elevada, nomeadamente nos casos de histeria de massa (27), é essencial detectá-la e atuar precocemente.

6. Relação entre a sintomatologia ansiosa-depressiva e as caraterísticas da população estudada

6.1. Relação entre sintomatologia ansiosa-depressiva e caraterísticas sócio-demográficas

6.1.1. Relação entre sintomas de ansiedade-depressão e idade :

Encontrámos uma relação estatisticamente significativa entre a sintomatologia ansiosa-depressiva e a idade superior a 40 anos na análise univariada (p=0,000) e na regressão linear.

Este resultado não está de acordo com os resultados dos diferentes estudos citados. De acordo com estes estudos, e tal como anunciado pela OMS (28), os jovens com menos de 35 anos eram mais susceptíveis de desenvolver perturbações de ansiedade e depressão. Os jovens tinham mais acesso às notícias sobre a pandemia através das redes sociais e estavam mais preocupados com a diminuição dos rendimentos e o desemprego. Estes factores contribuem para o sofrimento psicológico (29).

No entanto, os mais jovens assumiram mais responsabilidades, como a reorganização e a gestão do trabalho, a procura de recursos para as suas famílias e a prestação de ajuda e aconselhamento aos jovens, o que constituiu uma fonte de stress adicional e explica o nosso resultado.

6.1.2. Relação entre sintomatologia ansiosa-depressiva e género

No nosso estudo, verificámos que os homens apresentavam pontuações médias mais elevadas para a depressão (p=0,007) e ansiedade (p=0,088). Na análise multivariada, encontrámos uma associação estatisticamente significativa entre o sexo e a pontuação de depressão (p=0,016).

Estes resultados diferem dos relatados na literatura (30). Verificou-se que as mulheres eram mais susceptíveis de desenvolver sintomas de ansiedade-depressão durante a pandemia de Covid-19. As mulheres tinham mais factores de risco para a depressão inerentes ao aumento da violência contra elas, especialmente durante os períodos de confinamento (31).

(12) e alterações hormonais e sentimentais (32).

Além disso, no nosso estudo, a relação entre o género masculino e a sintomatologia ansiosa-depressiva pode dever-se à idade média, que foi de 57 anos no nosso estudo. De facto, a partir dos 60 anos, homens e mulheres apresentam uma prevalência semelhante de perturbações ansioso-depressivas (32)(33). Além disso, os homens tinham mais probabilidades de serem afectados pelo vírus, dada a presença da proteína ACE2 nos testículos e não nos ovários (34) (35). Os homens têm também mais probabilidades de serem hospitalizados e de contraírem formas graves da doença, segundo um estudo chinês (36), e de terem uma resposta umeral e celular menos robusta do que as mulheres (37). Por conseguinte, correm um maior risco de desenvolver perturbações depressivas e de ansiedade.

6.1.3. Relação entre sintomatologia ansiosa-depressiva e estado civil :

No nosso estudo, os indivíduos casados tinham pontuações médias de sintomatologia de mais ansioso-depressivos do que as pessoas solteiras, sem qualquer relação estatisticamente significativa.

Esta constatação é coerente com os dados da literatura, onde o estatuto de solteiro foi considerado um fator de proteção contra a pandemia (38). Os indivíduos casados teriam a ansiedade de contaminar um membro da família, de se sentirem culpados, especialmente porque a maioria das pessoas não beneficiou de alojamento especial durante o confinamento.

6.1.4. Relação entre sintomatologia ansiosa-depressiva e área de habitação :

No nosso estudo, encontrámos uma associação estatisticamente significativa entre a zona urbana e os valores médios de depressão e ansiedade, com p=0,048 e p=0,005, respetivamente.

Este resultado foi consistente com a literatura. Um estudo chinês mostrou que a prevalência de depressão era de 15,3% nas zonas urbanas e de 12,4% nas zonas rurais. Do mesmo modo, a prevalência de ansiedade era de 27,5% nas zonas urbanas e de 23,2% nas zonas rurais (39).

De acordo com uma revisão chinesa de 4607 pacientes realizada em março de 2020, viver numa zona urbana estava associado a outros factores, como as atitudes tomadas durante os períodos deconfinamento e uma descida do nível socioeconómico, o que aumentaria a prevalência de perturbação ansiosa-depressiva (40) (41).

Além disso, a elevada densidade populacional nas zonas urbanas aumenta potencialmente o risco de propagação do vírus (42). Os residentes destas zonas podem estar sujeitos a mais factores de stress devido a uma maior perceção do risco de infeção pela COVID-19. Além disso, as estratégias de distanciamento social poderiam conduzir à solidão e ao isolamento, com o risco de precipitar a depressão e a ansiedade. Em contrapartida, os habitantes das zonas rurais viviam em áreas mais espaçosas e, por conseguinte, seriam menos afectados pelas medidas de distanciamento social e de quarentena. Por último, os residentes destas zonas isoladas tendiam a receber menos informações sobre a pandemia devido à escassez de fontes mediáticas, o que reduziria os efeitos adversos na saúde mental.

6.1.5. Relação entre a sintomatologia ansiosa-depressiva e o nível de escolaridade :

No nosso estudo, a pontuação média de depressão e a pontuação média de ansiedade foram estatisticamente correlacionadas com indivíduos analfabetos com p = 0,032 e p = 0,006, respetivamente, sem qualquer relação linear prévia. Estes resultados estão de acordo com os de uma meta-análise que incluiu 89 estudos (43).

Os indivíduos analfabetos tendem a procurar informações através de fontes não oficiais, correndo o risco de receber informações falsas. No nosso estudo, 66,6% utilizaram as redes sociais. De acordo com o relatório da OMS, a epidemia de informação que acompanhou esta pandemia aumentou o stress e prejudicou a saúde mental e física das pessoas. Aumentou também a estigmatização e levou ao incumprimento das medidas de saúde pública (44).

Por conseguinte, seria sensato criar planos de ação para divulgar informações precisas às pessoas, tendo em conta o seu nível de educação.

6.2. Relação entre sintomatologia ansiosa-depressiva e
caraterísticas clínicas e terapêuticas :

6.2.1. Relação entre a sintomatologia ansiosa-depressiva e as sequelas da Covid-19 :

No nosso estudo, encontrámos uma relação estatisticamente significativa entre os valores médios de depressão e ansiedade e as sequelas da doença na análise univariada, com p<0,001 e p=0,001, respetivamente.

Estas sequelas fazem parte da "longa Covid", que é uma doença complexa e multifatorial que descreve os efeitos residuais da infeção aguda pelo SARS-CoV-2 (45).

Um estudo comparativo entre duas populações japonesas e suecas, realizado em 763 pacientes entre março e junho de 2021, concluiu que a presença de sequelas de Covid-19 duplicava o risco de desenvolver uma perturbação psiquiátrica (46).

A perturbação ansioso-depressiva pode manifestar-se sob a forma de dispneia (47), dores de cabeça, perturbações da memória (48) ou perturbações digestivas (49). Estes sintomas foram considerados sequelas da doença de Sars cov2 tanto no nosso estudo como na literatura (50) (51). No entanto, a fisiopatologia permanece mal compreendida. As interações entre a sintomatologia ansiosa-depressiva e os sintomas físicos, como a dor e a astenia, frequentemente encontrados no pós-covid, são complexas (52). Por um lado, os sintomas físicos podem ser atribuídos a infecções virais ou à resposta imunitária do hospedeiro (53); esta situação foi descrita em pandemias anteriores: SARS-CoV-1, MERS-CoV (54) (55). Por outro lado, as sequelas físicas poderiam estar relacionadas com o fenómeno de somatização descrito durante a depressão (56). Este fenómeno, expresso por sinais somáticos como a astenia, é a resposta do organismo para se proteger das pressões e tensões psicológicas. Este fenómeno é assim considerado como um pedido de ajuda psicológica do corpo (57).

6.2.2. Relação entre sintomas depressivos-ansiosos e a necessidade de assistência respiratória:

Em nosso trabalho, não encontramos associação entre o uso de assistência respiratória e os escores do PHQ-9 e do GAD-7.

Este facto não está de acordo com a literatura. De facto, num estudo com 163 doentes italianos, a perturbação depressiva-ansiosa foi significativamente maior nos indivíduos que necessitaram de ventilação artificial (p= 0,017) (58). Da mesma forma, num estudo de Lizé et al, 50% dos pacientes internados na UTI e que necessitavam de intubação apresentavam mais sintomas depressivos e insónia (59). Este achado pode estar relacionado com a presença de lesões pulmonares e a queda da saturação de oxigénio (60).

A diferença nos nossos resultados pode ser explicada, em primeiro lugar, pela diferença de idade em comparação com os outros estudos e, em segundo lugar, pela baixa prevalência de doentes entubados hospitalizados na unidade de cuidados intensivos no nosso caso.

6.2.3. Relação entre sintomas de ansiedade-depressão e tempo de ausência do trabalho :

Encontrámos uma relação estatisticamente significativa entre o tempo de ausência do trabalho e a pontuação média de depressão (p=0,031) e a pontuação média de ansiedade (p=0,002).

Parar de trabalhar era sinónimo de confinamento sanitário no nosso contexto. Estudos demonstraram que quanto mais longo for o período de licença, maior é o risco de danos psicológicos (61). Neste contexto, foi referido em França que um período de licença bastante longo reduz a saúde mental em 26% (62). Além disso, um estudo chinês efectuado com 369 pacientes concluiu que os níveis de saúde mental e de satisfação eram piores para os não trabalhadores do que para os trabalhadores (63) (64).

A relação entre a sintomatologia ansioso-depressiva e a interrupção do trabalho poderia ser explicada pelo medo de reinfeção, dada a ausência de medidas de proteção, tal como explicado no estudo de M.-F. Richard (61). Além disso, quando o isolamento é feito no domicílio, o medo de infetar os parentes próximos está sempre presente (65),(66), o que constitui um stress suplementar.

6.3. Relação entre sintomatologia ansiosa-depressiva e estigmatização :

Encontrámos uma associação   estatística significativa entre a sintomas de ansiedade e sentimentos de estigmatização com p=0,022.

Esta constatação é semelhante aos dados da literatura. De facto, desde o início da pandemia, tem havido uma perceção negativa das pessoas infectadas pela doença. 49Os doentes com Covid-19 foram acusados de serem ignorantes e negligentes e, por conseguinte, considerados responsáveis pela contração do vírus. Foram considerados como propagadores activos do vírus (67). Por conseguinte, o medo de contrair a doença foi considerado um dos principais precursores da estigmatização das pessoas infectadas (68). As reacções discriminatórias contra os estigmatizados foram também motivo de preocupação no contexto de epidemias de longa duração, como a Síndrome Respiratória Aguda Grave (SARS) (69) e o H5N1 (70). Pensa-se que estes factores estão na origem da rejeição social e têm repercussões na saúde física e psicológica e no bem-estar das pessoas estigmatizadas.

6.4. Relação entre a sintomatologia ansiosa-depressiva e a necessidade de apoio psicológico :

No nosso estudo, as pessoas que expressaram a necessidade de apoio psicológico apresentaram pontuações médias significativamente mais elevadas para a depressão (p=0,002) e para a ansiedade (p=0,005).

Estes resultados são coerentes com a literatura. Os doentes que afirmam necessitar de apoio psicológico têm maior probabilidade de desenvolver sintomas depressivos e de ansiedade (71). Este sofrimento pode dever-se a vários factores, como o confinamento, o isolamento e os sentimentos de solidão (71). Um estudo publicado pela UNICEF concluiu que 24% das pessoas se sentiam isoladas e não sabiam a quem recorrer para obter ajuda durante a Covid-19 (72). A solidão foi um fator agravante para a saúde mental, tal como referido num estudo espanhol com 3.480 pacientes realizado em 2020 (73) ou durante pandemias passadas (74). Por outro lado, ter uma família, um companheiro de casa ou de vida foi um fator essencial para enfrentar a pandemia e satisfazer as necessidades psicológicas (75) (73).

Para responder a esta necessidade de ajuda, a saúde pública em França, por exemplo, lançou plataformas com um espaço dedicado à saúde mental (76) para facilitar o acesso à informação e responder ao sofrimento das pessoas (77). Foram igualmente criadas teleconsultas, bem como o sítio https://covidecoute.org/. A telemedicina já demonstrou a sua utilidade no domínio da saúde mental há vários anos (78). Por exemplo, a OMS criou uma aplicação que permite aos utilizadores responder a várias perguntas, enviando simultaneamente uma mensagem de "olá" para 0041718931892 em What's App para ativar a conversa (79). Na Tunísia, a Universidade de Túnis, em colaboração com o gabinete de psicólogos, lançou uma linha de apoio aos estudantes durante uma pandemia (80). O objetivo destas diferentes estratégias era divulgar informações precisas e criar um clima favorável ao apoio psicológico, a fim de reduzir o impacto do sofrimento psicológico.

6.5. Relação entre a sintomatologia ansiosa-depressiva e o comportamento durante a pandemia :

No nosso estudo, não encontrámos uma relação significativa entre a sintomatologia ansioso-depressiva e a fonte de informação. Para além disso, 66,6% dos doentes procuraram informação através das redes sociais e da multimédia, o que está de acordo com os achados da literatura. De facto, apesar de o mundo já ter vivido anteriormente pandemias devastadoras em termos económicos e humanos (muitas mortes), esta pandemia esteve associada a uma verdadeira infodemia. A partilha bastante rápida de deturpações, de informações falsas e de remédios mágicos teve um efeito prejudicial na saúde mental, aumentando o risco de perturbações ansioso-depressivas (81).

7. Prevalência de sintomatologia de stress pós-traumático e COVID-19 :

No nosso estudo, 52,2% dos doentes apresentavam perturbação de stress pós-traumático. traumático.

No passado, a prevalência de PTSD era estimada entre 1 e 10% na população em geral (82). Durante a pandemia de COVID-19, a prevalência de PTSD aumentou, de acordo com vários estudos realizados em todo o mundo (quadro XVI).

Quadro XVI: Prevalência de PTSD por país :

Estudo	País	Ferramenta de rastreio	Número de habitantes	Prevenir a alência
Giuseppe Forte et al(84)	Itália	COVI D-19PTSD	2286	29, 5%
Halah Bin Helayel et al(85)	Arábia Saudita	IES-R	111	28, 8%
N. Np et al(86)	África do que a sul	IES-R	489	35, 4%
P. C. Mboua, et al (87)	Camarões	IES-R	384	70, 7%
Fekih Romdhane et al (83)	Tunísia	IES-R	603	33%
O nosso estudo	Tunísia	IES-R	120	52, 2%

IES- : ESCALA DE IMPACTO DE ACONTECIMENTOS REVISTA; COVID-19 PTSD: QUESTIONÁRIO DE PERTURBAÇÃO DE STRESS PÓS-TRAUMÁTICO COVID-19

Além disso, uma meta-análise que incluiu 381 doentes com covid-19 mostrou uma prevalência de cerca de 30,2% (88). Além disso, uma revisão da literatura incluindo 19 estudos (89) (10 da China, dois de Espanha, dois de Itália, um do Irão, um dos EUA, um da Dinamarca, um da Turquia e um do Nepal) concluiu que a prevalência de PTSD era de 53,8%, o que é consistente com o nosso resultado.

Foi salientado que, durante qualquer pandemia ou catástrofe natural, a população em geral apresenta uma elevada prevalência de PTSD (90). A pandemia de Covid-19 foi um acontecimento traumático. As pessoas foram expostas a imagens violentas de serviços de saúde sobrecarregados e do número de mortos em alguns países. Além disso, os sujeitos foram mais expostos a confrontos e stress potencialmente psico-traumáticos, nomeadamente devido ao confinamento, às novas medidas tomadas pelos governos e à falta de informação.

A taxa mais elevada de sintomas de stress pós-traumático no nosso estudo, em comparação com outros estudos, poderia ser explicada, por um lado, pelo facto de a nossa população ter sido inquirida um mês após a infeção por Covid, o que indica um impacto significativo do trauma; por outro lado, este achado estaria relacionado com a fraca preparação psicológica dos nossos pacientes para os vários confrontos psico-traumáticos. A Revolução de Jasmim na Tunísia aumentou a prevalência de PTSD de 1% para 27,1% (91) (92). No entanto, esta prevalência de PTSD deve ser tratada com cautela, uma vez que a identificação desta perturbação se baseou numa escala psicométrica obtida por chamada telefónica e não por entrevista clínica.

8. Relação entre a sintomatologia de stress pós-traumático e as caraterísticas de a população :

8.1. A ligação entre a sintomatologia do stress pós-traumático e caraterísticas gerais da população :

8.1.1. Relação entre a sintomatologia da pós e idade :

No nosso estudo, a pontuação do IES-R foi significativamente mais elevada nos doentes com mais de 40 anos (p=0,000). Para além disso, a idade foi um preditor independente de PTSD.

Na Tunísia, um estudo de 157 pacientes no hospital FSI em La Marsa em novembro de 2021(93) mostrou que a prevalência de PTSD era mais frequente em pacientes mais velhos (idade média de 56,4 anos), o que é consistente com o nosso estudo. Além disso, a idade não foi um fator de previsão da PTSD num estudo coreano com 107 doentes (94). Noutros estudos, os indivíduos mais jovens tinham maior probabilidade de desenvolver PTSD (88). Do mesmo modo, de acordo com um estudo de campo online realizado nos Estados Unidos com 4909 participantes, os adolescentes e os idosos com antecedentes somáticos eram os mais susceptíveis de desenvolver PTSD (95). De facto, a idade avançada é considerada um fator de mau prognóstico (96).

8.1.2. Relação entre sintomatologia de stress pós-traumático e género :

No nosso estudo, os homens apresentaram uma pontuação média mais elevada de sintomas de stress pós-traumático do que as mulheres, mas não houve uma relação estatisticamente significativa.

Os dados da literatura são controversos. Alguns estudos demonstraram que as mulheres são mais susceptíveis de desenvolver PTSD, enquanto outros não (97) (98) (99). Embora os homens estejam mais expostos a traumas, as mulheres correm maior risco de desenvolver sintomas de stress pós-traumático, devido a factores hormonais, socioculturais e biológicos(100).

8.1.3. Relação entre sintomatologia de stress pós-traumático e estado civil :

No nosso estudo, não encontrámos uma relação entre a pontuação média do sintomatologia de stress pós-traumático e estado civil (p=0,583).
O estatuto de solteiro era um fator de proteção para o stress pós-traumático. Além disso, de

acordo com uma meta-análise, ser pai ou mãe, independentemente do estado civil (casado, viúvo, divorciado), era um fator de stress adicional na prevalência da perturbação de stress pós-traumático (90).

8.1.4. Relação entre a sintomatologia do stress pós-traumático e o nível de escolaridade :

Relativamente ao nível de escolaridade, verificámos uma associação estatisticamente significativa entre o analfabetismo e a pontuação no IES-R (p=0,009). O nosso achado está de acordo com os dados da literatura (101) (102). Um estudo belga que avaliou os factores peri-traumáticos durante a pandemia de Covid-19 mostrou que a educação era um fator de proteção contra o sofrimento psicológico (103).

A relação encontrada no nosso estudo pode estar relacionada com a fonte de informação. Os indivíduos tendem a procurar informações através das suas redes sociais. No entanto, esta pandemia foi acompanhada de informações falsas e de declarações erróneas, que conduziram à infodemia (104). Esta última foi uma fonte de stress adicional e aumentaria o risco de sofrimento psicológico.

8.2. Relação entre sintomatologia de stress pós-traumático e caraterísticas clínicas :

8.2.1. Relação entre a sintomatologia do stress pós-traumático e a necessidade de assistência respiratória:

Em nosso estudo, o uso de assistência respiratória foi significativamente associado ao escore IES-R em ambas as análises univariada (p=0,028) e multivariada (p=0,012).

Os nossos resultados estão de acordo com a literatura. De acordo com uma meta-análise, a assistência respiratória era um fator de vulnerabilidade pré-trauma que predispunha à PTSD. De facto, entre os indivíduos que necessitaram de hospitalização numa unidade de cuidados intensivos ou de reanimação, 24% dos doentes tinham desenvolvido PTSD um mês após o Covid, de acordo com 36 coortes que englobavam 4200 participantes (105). Do mesmo modo, um estudo tunisino mostrou que 36% dos doentes que necessitavam de oxigenoterapia de alto fluxo tinham desenvolvido PTSD (93). Um risco acrescido de PTSD tinha surgido em sobreviventes de MERS e SARS anteriormente e de COVID-19 atualmente, particularmente em doentes que seguiram um percurso hospitalar, nomeadamente os admitidos nos cuidados intensivos, os ventilados mecanicamente e os doentes entubados (106).

A associação entre este fator e a PTSD poderá ser explicada, em parte, pelos factores ambientais provocadores de ansiedade do ambiente de cuidados intensivos, nomeadamente a perda de pontos de referência espaciais e temporais e a perda de autonomia, o ruído, a luz, os equipamentos, o isolamento e as interações limitadas e difíceis. Assim, as recordações assustadoras durante o internamento e o sentimento de emoções negativas ao recordar a doença podem estar associados a uma maior sintomatologia psico-traumática.

8.2.2. Ligação entre a sintomatologia do stress pós-traumático e o tempo de ausência do trabalho :

No nosso estudo, os doentes que tinham faltado ao trabalho apresentavam mais sintomas de stress pós-traumático (p=0,014).

Não encontrámos estudos que associem este fator a um maior risco de PTSD. Por outro lado, um artigo publicado pelo Instituto Nacional de Investigação e Segurança francês salientou o facto de cerca de 14% das interrupções de trabalho se deverem a riscos psicossociais pós-covid-19. De facto, de acordo com Malakoff Humanis (107), a covid-19 tornou-se a principal causa de interrupção do trabalho. Os dez dias de ausência do trabalho estavam associados a uma quarentena obrigatória para os indivíduos com resultados positivos. Esta quarentena foi considerada como uma fonte de aborrecimento e de frustração e foi descrita pela maior parte dos indivíduos como uma experiência angustiante, ou mesmo traumática (108).

8.3. Relação entre os sintomas de stress pós-traumático e a necessidade de apoio psicológico :

Verificámos que os doentes que expressaram a necessidade de apoio psicológico apresentavam mais sintomas pós-traumáticos (p=0,005).

Este resultado é coerente com a literatura. Na América, de acordo com um estudo citado (109), a maioria dos inquiridos que tinham recebido apoio social apresentavam baixos níveis de PTSD. Esta constatação sublinha mais uma vez a necessidade de facilitar o acesso a estruturas de apoio psicológico e de saúde mental e de acompanhar os doentes durante e após o internamento hospitalar, a curto, médio e longo prazo. Em França, a Haute Autorité de Santé sublinhou a necessidade de um acompanhamento psiquiátrico pós-hospitalar para detetar sintomas de PTSD (110). Alguns países escandinavos utilizam um diário para o acompanhamento dos pacientes internados no hospital. Este diário permite manter uma presença junto do doente e dar uma dimensão humana aos cuidados e ao indivíduo, o que tem um efeito protetor contra a PTSD (111).

9. Comorbilidade dos sintomas depressivos-ansiosos e da perturbação de stress pós-traumático.

traumático

Encontrámos uma relação estatisticamente significativa entre a presença de sintomatologia de stress pós-traumático e a sintomatologia ansiosa-depressiva (p=0,004). Segundo Breslau et al, o risco de PTSD após um acontecimento traumático é três vezes maior na presença de depressão pré-existente; a PTSD aumenta o risco de uma primeira depressão após esse acontecimento (112). As perturbações depressivas podem estar presentes durante, após ou antes do acontecimento traumático. Assim, a depressão representa, por um lado, uma modalidade evolutiva de uma verdadeira sequela psico-traumática e, por outro, um fator de risco, comórbido ou excludente da PTSD.

Vários estudos analisaram a associação entre depressão e PTSD, com resultados controversos. Para alguns, esta comorbilidade seria um artefacto de sobreposição de sintomas. De facto, estas perturbações partilham alguns sintomas como as perturbações do sono, a anedonia, os sentimentos de culpa e a dificuldade de concentração (113). Assim, as alterações na forma como a PTSD foi conceptualizada no DSM afectaram significativamente a taxa de associação ao longo do tempo (113). Outros estudos sugeriram que os doentes com PTSD e sintomatologia depressiva apresentavam sintomas clínica e biologicamente diferentes dos das pessoas com sintomatologia depressiva ou PTSD separadamente (114). Biologicamente, a menor disponibilidade de receptores alfa-2 adrenérgicos e a maior afinidade da tirosina plasmática no cérebro foram associadas a esta comorbilidade, mas não à PTSD isolada (114). Além disso, o ácido homovanílico no líquido cefalorraquidiano era mais elevado em indivíduos deprimidos com PTSD comórbida do que naqueles com PTSD ou perturbação depressiva isolada (114). A nível molecular, a metilação do gene do recetor de glucocorticóides foi menos frequente em pessoas com PTSD isolada do que naquelas com PTSD e depressão comórbidas(115).

Em resumo, a explicação para esta comorbilidade continua a ser difícil, mas é importante tê-la em conta. De facto, a combinação destas duas perturbações tem sido correlacionada com sintomas mais graves e um pior prognóstico do que cada perturbação isoladamente (116) (117).

10.   Recomendações

O nosso trabalho evidenciou a elevada prevalência de sintomas depressivos-ansiosos e de stress pós-traumático nos indivíduos afectados pela Covid-19. A pandemia de Covid-19 foi uma fonte de angústia psicológica. Por isso, foram elaboradas recomendações internacionais e nacionais para promover a saúde mental da população em geral (120). Assim, foi recomendado que :

-    ser fisicamente ativo

-    manter a higiene do sono,

-    reduzir a exposição aos ecrãs e utilizar fontes de informação fiáveis

-    manter os laços e a comunicação com os entes queridos).

Foram também elaboradas recomendações específicas para os doentes com covid-19. A OMS recomendou vivamente a prestação de apoio psicossocial (28). Para os doentes hospitalizados, foi recomendado o apoio psicológico prestado por psicólogos que trabalham nos serviços de cuidados somáticos, com especial atenção para os doentes que tenham estado internados nos cuidados intensivos e/ou que tenham necessitado de assistência respiratória.

Além disso, a utilização de novos instrumentos electrónicos de rastreio no contexto da pandemia de Covid-19 foi destacada como uma forma de identificar problemas de saúde mental numa fase precoce e de intervir a tempo.

Neste contexto, foi criado em França o sistema PSYCOVID-19, destinado a todas as pessoas que necessitem de falar sobre os seus problemas e partilhar as suas experiências (64). Na Tunísia, um número verde **80 105 050** foi criado gratuitamente por psicólogos e médicos (119).

Na prática:

Para as pessoas com Covid-19, recomendamos:

\-   Informar e orientar as pessoas com Covid-19 para os recursos disponíveis (guia INEAS, linha de apoio, recomendações internacionais)

\-   Sensibilizar o pessoal dos cuidados de saúde somáticos para o impacto da pandemia na saúde mental e fornecer-lhes escalas de rastreio para as perturbações psiquiátricas mais comuns.

\-   Rastrear sistematicamente os doentes com Covid-19 para as perturbações mais comuns: depressão, ansiedade e stress pós-traumático. O rastreio pode ser escalonado de acordo com as fases da pandemia (durante, imediatamente a seguir e depois). Seria dada prioridade aos doentes mais vulneráveis, nomeadamente os idosos, os homens e os que necessitaram de assistência respiratória ou têm mais co-morbilidades.

\-   Encaminhar os doentes em dificuldades para consultas individuais com especialistas, se necessário.

"Como este é o terceiro ano da pandemia, é importante aumentar a vigilância clínica dos problemas de saúde mental em doentes com infeção grave por Covid-19 e realizar estudos de acompanhamento para além do primeiro ano após a infeção, a fim de garantir o acesso atempado aos cuidados de saúde", tal como referido pela Santé Publique France **(121).**

CONCLUSÕES

Em dezembro de 2019, o aparecimento de uma nova forma de coronavírus (Sars-Cov2) gerou confusão a nível mundial. Em março de 2020, a Covid-19 foi declarada uma pandemia pela OMS. Esta situação foi, portanto, uma fonte de angústia psicológica e de stress, com um impacto imediato e significativo na saúde mental da população em geral, evidenciado por uma literatura abundante. No entanto, a investigação sobre estas perturbações em indivíduos afectados pela COVID-19 continua a ser limitada.

O objetivo do nosso estudo foi avaliar a prevalência de stress pós-traumático e de perturbações de ansiedade e depressão na população geral com Covid-19, bem como os factores sociodemográficos e clínicos associados a estas perturbações.

Para o efeito, realizámos um estudo transversal descritivo e analítico no serviço de urgência do Hospital Universitário La Rabta, em Tunes, durante um período de seis meses, entre janeiro e junho de 2021.

Incluímos os sujeitos com idade igual ou superior a 18 anos e os sujeitos que tinham contactado o Covid 19 há pelo menos 1 mês.

Não foram incluídos crianças e adolescentes com menos de 18 anos, indivíduos cuja infeção por COVID-19 tinha menos de um mês, indivíduos com défices sensoriais e indivíduos com défices cognitivos que pudessem interferir com a avaliação.

Foram excluídos os sujeitos que interromperam a avaliação e os que não preencheram todas as escalas propostas para avaliação ou cujos formulários não puderam ser utilizados.

Recolhemos caraterísticas sociodemográficas e clínicas relacionadas com a Covid-19.

Recolhemos dados epidemiológicos e clínicos relativos à infeção por COvid-19.

Avaliámos as atitudes em relação à pandemia, ou seja, as fontes de informação sobre a epidemia, as atitudes adoptadas para prevenir a infeção pelo vírus Sars cov2, as atitudes adoptadas em caso de queixa psicológica durante a epidemia, o recurso ao apoio psicológico e/ou à consulta de psiquiatria desde o início da epidemia.

Utilizámos o Patient Health Questionnaire (PHQ-9), o Generalized Anxiety Disorder 7 (GAD-7) e o Event Impact Scale-Revised (ES-R) nas suas versões árabes para avaliar os sintomas depressivos, de ansiedade e de stress pós-traumático, respetivamente.

No total, foram entrevistados 120 participantes. A idade média dos participantes era de 57 anos, com extremos que variavam entre 19 e 82 anos. Mais de metade dos participantes (53,3%) eram homens, com um rácio de sexo de 1,14. Cinquenta e sete por cento dos participantes (57%) tinham antecedentes somáticos. Nove participantes (7,5%) tinham consultado previamente um psiquiatra ou psicólogo.

No caso da infeção por covid-19, o motivo mais comum de consulta foi a dispneia (n=78; 65%).

Observámos sintomas depressivos, de ansiedade e de stress pós-traumático em
65,84%, 96% e 52,2% dos nossos doentes, respetivamente.

Na análise univariada, verificou-se uma associação estatisticamente significativa entre a sintomatologia depressiva e os seguintes parâmetros: idade superior a 40 anos (p=0,000), sexo masculino (p=0,007), ser analfabeto (p=0,032), residir em zona urbana (p=0,048), ter sequelas da doença (p<0,001), ter estado ausente do trabalho mais de 15 dias (p=0,031) e ter manifestado necessidade de apoio psicológico (p=0,002).

Na regressão linear, a idade e o género foram preditores independentes da sintomatologia depressiva, com p<0,001 e p=0,016, respetivamente.

Na análise univariada, encontrámos uma associação estatisticamente significativa entre os sintomas de ansiedade e as seguintes variáveis idade superior a 40 anos (p=0,000), nível de escolaridade (p=0,006), área de residência (p=0,005), ter estado hospitalizado (p=0,006), ter sequelas da doença (p=0,001), sentir-se estigmatizado (p=0,022), tempo de baixa (p=0,002) e ter manifestado necessidade de apoio psicológico (p=0,005).

Na regressão linear, a idade superior a 40 anos foi o único preditor independente de esta sintomatologia com p<0,001.

A pontuação do IES-R foi significativamente maior nos participantes com mais de 40 anos (p=0,000). A pontuação foi baixa entre as pessoas analfabetas (p=0,009).

A pontuação do IES-R foi significativamente mais elevada nos doentes que expressaram a necessidade de apoio psicológico (p=0,005) e nos que tiveram alta há mais de 15 dias (p=0,014).

Na regressão linear, a idade e o uso de assistência respiratória foram os factores independentes que predisseram este distúrbio, com p<0,001 e p=0,012 respetivamente.

Os nossos resultados foram amplamente consistentes com a literatura, destacando o impacto da pandemia na saúde mental dos doentes com Covid-19.

São tomadas medidas específicas para esta população, em particular os idosos, os homens e as pessoas que receberam assistência respiratória, para melhorar o seu bem-estar psicológico e intervir atempadamente em caso de sofrimento psicológico.

Referências :

1.   OMS declara a COVID-19 uma pandemia - PubMed [Internet]. [cited 14 August
2022]. Disponível em: https://pubmed.ncbi.nlm.nih.gov/32191675/

2.   Pablo GS de, Vaquerizo-Serrano J, Catalan A, Arango C, Moreno C, Ferre F, et al. Impact of coronavirus syndromes on physical and mental health of health care workers: Systematic review and meta-analysis. Journal of Affective Disorders [Internet]. 10 de outubro de 2020 [citado 28 de junho de 2022];275:48.   Disponível   em: https://www.ncbi.nlm.nih.gov/pmc/articles/PMC7314697/

3.   T W, X J, H S, J N, X Y, J X, et al. Prevalência de problemas de saúde mental durante a pandemia de COVID-19: Uma revisão sistemática e meta-análise. Jornal de transtornos afectivos [Internet]. 15 de fevereiro de 2021 [citado em 14 de agosto de 2022];281. Disponível em: https://pubmed.ncbi.nlm.nih.gov/33310451/

4.   Casos de ansiedade e depressão aumentam 25% em todo o mundo devido à pandemia de COVID-19 [Internet]. [citado em 31 de março de 2022]. Disponível em   :   https://www.who.int/fr/news/item/02-03-2022-covid-19-pandemic-triggers-25-increase-in-prevalence-of-anxiety-and-depression-worldwide

5.   K K, Rl S, Jb W. O PHQ-9: validade de uma medida breve da gravidade da depressão. Journal of general internal medicine [Internet]. 2001 Sep [cited 2022 Jul 3];16(9). Disponível em: https://pubmed.ncbi.nlm.nih.gov/11556941/

6.   As T, S T, Gj A, Sh AM, S AM, Us A, et al. Desenvolvimento e validação da versão árabe da Escala de Ansiedade e Depressão Hospitalar. Saudi journal of anaesthesia [Internet]. maio de 2017 [citado 3 Jul 2022];11(Suppl   1).   Disponível   em: https://pubmed.ncbi.nlm.nih.gov/28616000/

7.   Ali AM, Al-Amer R, Kunugi H, Stanculescu E, Taha SM, Saleh MY, et al. A versão árabe da escala de impacto do evento - revisada: avaliação psicométrica entre pacientes psiquiátricos e o público em geral no contexto do surto de COVID-19 e quarentena como eventos traumáticos coletivos. 2022 [citado 3 Jul 2022]; Disponível em: https://dx.doi.org/10.3390/jpm12050681

8.   Deng J, Zhou F, Hou W, Silver Z, Wong CY, Chang O, et al. A prevalência de depressão, ansiedade e distúrbios do sono em pacientes com

COVID-19: uma meta-análise. Anais da Academia de Ciências de Nova Iorque [Internet]. [citado 9 abr 2022]; Disponível em: https://www.ncbi.nlm.nih.gov/pmc/articles/PMC7675607/

9.   Deng J, Zhou F, Hou W, Silver Z, Wong CY, Chang O, et al. A prevalência de depressão, ansiedade e distúrbios do sono em pacientes com COVID-19: uma meta-análise. Ann NY Acad Sci [Internet]. Fev 2021 [citado 9 Abr 2022];1486(1):90-111. Disponível em: https://onlinelibrary.wiley.com/doi/10.1111/nyas.14506

10.   C L, M P, M S, L S, N C, M I, et al. Sintomas neurológicos subjectivos ocorrem frequentemente em doentes com infeção por SARS-CoV2. Cérebro, comportamento e imunidade [Internet]. agosto de 2020 [citado 9 Abr 2022];88. Disponível em: https://pubmed.ncbi.nlm.nih.gov/32416289/

11. Ansiedade e depressão em pacientes com confirmação e suspeita de COVID-.
19 no Equador - PubMed [Internet]. [citado 9 abr 2022]. Disponível em: https://pubmed.ncbi.nlm.nih.gov/32609409/

12.   B Z, N A, Je H, Ae A, S A, M O, et al. Uma investigação da associação entre o coping religioso, a fadiga, a ansiedade e os sintomas depressivos durante apandemia de COVID-19 em Marrocos: um inquérito transversal baseado na Internet. BMC psychiatry [Internet]. 22 maio 2021 [citado 10 Abr 2022];21(1). Disponível em: https://pubmed.ncbi.nlm.nih.gov/34022849/

13.   Elhadi M, Alsoufi A, Msherghi A, Alshareea E, Ashini A, Nagib T, et al. Saúde psicológica, qualidade do sono, comportamento e utilização da Internet entre as pessoas durante a pandemia de COVID-19: um estudo transversal. Front Psychiatry [Internet]. 2021 [citado 12 abr 2022];0. Disponível em: https://www.frontiersin.org/articles/10.3389/fpsyt.2021.632496/full

14.   Sma S, D M, Mfh Q, Mz A, S A. Prevalência, Respostas Psicológicas e Correlatos Associados de Depressão, Ansiedade e Stress numa População Global, Durante a Pandemia da Doença do Coronavírus (COVID-19). Revista de saúde mental comunitária [Internet]. Jan 2021 [citado 9 Abr 2022];57(1). Disponível em: https://pubmed.ncbi.nlm.nih.gov/33108569/

15.   A A, A M, L S, S S. Impactos psicológicos da pandemia da COVID-19 no público do Egito. Community mental health journal [Internet]. Jan 2021 [citado10 Abr 2022];57(1). Disponível em: https://pubmed.ncbi.nlm.nih.gov/32803445/

16.   Deng J, Zhou F, Hou W, Silver Z, Wong CY, Chang O, et al. A prevalência de depressão, ansiedade e distúrbios do sono em pacientes com COVID-19: uma meta-análise. Anais da Academia de Ciências de Nova Iorque

[Internet]. [citado 9 abr 2022]; Disponível em: https://www.ncbi.nlm.nih.gov/pmc/articles/PMC7675607/

17. Cherry JD. The chronology of the 2002-2003 SARS mini pandemic. Paediatric Respiratory Reviews [Internet]. Dez 2004 [citado 10 Abr 2022];5(4):262. Disponível em: https://www.ncbi.nlm.nih.gov/pmc/articles/PMC7106085/

18. Wang X, Zhang L, Lei Y, Liu X, Zhou X, Liu Y, et al. Meta-Análise de Agentes Infecciosos e Depressão. Sci Rep [Internet]. 31 de março de 2014 [citado 3 de maio de 2022];4(1):1-10. Disponível em: https://www.nature.com/articles/srep04530

19. R D, Jc O, Gg F, Rw J, Kw K. Da inflamação à doença e à depressão: quando o sistema imunitário subjuga o cérebro. Nature reviews Neuroscience [Internet]. Jan 2008 [citado 26 Jun 2022];9(1). Disponível em: https://pubmed.ncbi.nlm.nih.gov/18073775/

20. Efeitos neurológicos do covid 19 (coronavírus) no cérebro [Internet]. Instituto do Cérebro. [citado 3 de maio de 2022]. Disponível em: https://institutducerveau-icm.org/fr/covid-19-depression/

21. Frontiers | Envolvimento de Alterações dos Sistemas Imunitários Inato e Adaptativo na Fisiopatologia e Tratamento da Depressão | Neurociência [Internet]. [cited 3 May 2022]. Disponível em: https://www.frontiersin.org/articles/10.3389/fnins.2018.00547/full

22. Miller AH, Maletic V, Raison CL. Inflammation and Its Discontents: The Role of Cytokines in the Pathophysiology of Major Depression [Inflamação e seus descontentamentos: o papel das citocinas na fisiopatologia da depressão maior]. Biological psychiatry [Internet]. 5 de maio de 2009 [citado 26 de junho de 2022];65(9):732. Disponível em: https://www.ncbi.nlm.nih.gov/pmc/articles/PMC2680424/

23. R M. Inflammation 2010: new adventures of an old flame (Inflamação 2010: novas aventuras de uma velha chama). Cell [Internet]. 19mars2010 [cité26juin2022];140(6). Disponiblesur: https://pubmed.ncbi.nlm.nih.gov/20303867/

24. S E, R C, M T, H BA, M K, R W, et al. Qualidade de vida profissional e estratégias de resiliência entre os profissionais de saúde tunisinos durante a pandemia de covid-19. undefined [Internet]. 25 Abr 2022 [citado 28 Jun 2022]; Disponível em: https://europepmc.org/article/pmc/pmc9035357

25. Df K. Alarmes falsos de sufocação, pânicos espontâneos e condições relacionadas. Uma hipótese integradora. Archives of general psychiatry

[Internet]. Abr 1993 [citado 28 Jun 2022];50(4). Disponível em: https://pubmed.ncbi.nlm.nih.gov/8466392/

26.	A hipótese Deakin/Graeff: foco na inibição serotoninérgica do pânico - PubMed [Internet]. [cited 28 June 2022]. Disponível em: https://pubmed.ncbi.nlm.nih.gov/24661986/

27.	Javelot H, Weiner L. O pânico e a pandemia: uma revisão da literatura sobre as ligações entre a perturbação do pânico e a epidemia de SARS-CoV-2. L'Encephale [Internet]. junho de 2020 [citado 28 de junho de 2022];46(3):S93. Disponível em: https://www.ncbi.nlm.nih.gov/pmc/articles/PMC7241353/

28.	Casos de ansiedade e depressão aumentam 25% em todo o mundo devido à pandemia de COVID-19 [Internet]. [citado em 31 de março de 2022]. Disponível em	:	https://www.who.int/fr/news/item/02-03-2022-covid-19- pandemic-triggers-25-increase-in-prevalence-of-anxiety-and-depression- worldwide

29.	Wang C, Song W, Hu X, Yan S, Zhang X, Wang X, et al. Sintomas depressivos, de ansiedade e insónia entre a população em quarentena e a população em geral durante a pandemia da COVID-19: um estudo de caso-controlado. BMC Psychiatry [Internet]. Dez 2021 [citado 14 Abr 2022];21(1):1-9. Disponível em: https://bmcpsychiatry.biomedcentral.com/articles/10.1186/s12888-021- 03108-2

30.	Pappa S, Ntella V, Giannakas T, Giannakoulis VG, Papoutsi E, Katsaounou
P. Prevalência de depressão, ansiedade e insónia entre os profissionais de saúde durante a pandemia de COVID-19: Uma revisão sistemática e meta-análise. Brain, Behavior, and Immunity [Internet]. agosto de 2020 [citado 13 Abr 2022];88:901.	Disponível	em: https://www.ncbi.nlm.nih.gov/pmc/articles/PMC7206431/

31.	M A, J B, C R, C H, S O, S H. Violência contra a mulher durante a pandemia da COVID-19. Revista de violência interpessoal [Internet]. 3 ago 2021	[citado	14	abr	2022];	Disponível	em: https://pubmed.ncbi.nlm.nih.gov/33685271/

32.	Albert PR. Porque é que a depressão é mais prevalente nas mulheres? Journal of Psychiatry & Neuroscience : JPN [Internet]. julho de 2015 [citado 13 abr	2022];40(4):219.	Disponível	em: https://www.ncbi.nlm.nih.gov/pmc/articles/PMC4478054/

33.	P B, G D, R J, G L, T B, M F, et al. The influence of age and sex on the prevalence of depressive conditions: report from the National Survey of Psychiatric Morbidity. International review of psychiatry (Abingdon,

Inglaterra) [Internet]. maio de 2003 [citado 17 Abr 2022];15(1-2). Disponível em: https://pubmed.ncbi.nlm.nih.gov/12745313/

34.   Shastri A, Trigo J, Agrawal S, Chaterjee N, Pradhan K, Goldfinger M, et al. Atraso na eliminação do SARS-CoV2 em pacientes do sexo masculino em comparação com pacientes do sexo feminino: A alta expressão de ACE2 nos testículos sugere a possível existência de reservatórios virais específicos de gênero. medRxiv [Internet]. 17 Abr 2020 [citado 2 maio 2022];2020.04.16.20060566.   Disponible   sur: https://www.medrxiv.org/content/10.1101/2020.04.16.20060566v1

35.   Sama IE, Ravera A, Santema BT, van Goor H, ter Maaten JM, Cleland JGF, et al. Circulating plasma concentrations of angiotensin-converting enzyme 2 in men and women with heart failure and effects of renin-angiotensin-aldosterone inhibitors. Eur Heart J [Internet]. 14 de maio de 2020 [citado 2 de maio de 2022];41(19):1810-7.   Disponível   em: https://academic.oup.com/eurheartj/article/41/19/1810/5834647

36.   Jin JM, Bai P, He W, Wu F, Liu XF, Han DM, et al. Diferenças de género em doentes com COVID-19: foco na gravidade e mortalidade. Front Public Health [Internet]. 2020 [citado 2 de maio de 2022];0 Disponível em: https://www.frontiersin.org/articles/10.3389/fpubh.2020.00152/full

37.   Doctissimo. Covid-19: serão os homens mais afectados do que as mulheres? [Internet]. Doctissimo. 2021 [citado 2 Maio2022]. Disponível em: https://www.doctissimo.fr/sante/epidemie/coronavirus-chinois/Covid-19-hommes-plus-touches-que-les-femmes

38.   El-Hage W, Hingray C, Lemogne C, Yrondi A, Brunault P, Bienvenu T, et al. Profissionais de saúde confrontados com a pandemia do coronavírus (COVID-19): que riscos para a sua saúde mental? L'Encephale [Internet]. junho de 2020 [citado 29 de junho de 2022];46(3):S73. Disponível em: https://www.ncbi.nlm.nih.gov/pmc/articles/PMC7174182/

39.   Disparidades urbano-rurais nos problemas de saúde mental relacionados com a COVID-19 na China. Hospital Geral de Psiquiatria [Internet]. 1 de março de 2021 [citado 22 Abr 2022];69:119-20. Disponível em: https://www.sciencedirect.com/science/article/pii/S0163834320301122

40.   Z N, Er L, Z Z, H W, H L, R S, et al. Resposta ao surto de COVID-19 em ambientes urbanos na China. Journal of urban health : bulletin of the New York Academy of Medicine [Internet]. Feb 2021 [citado 20 Abr 2022];98(1). Disponível em: https://pubmed.ncbi.nlm.nih.gov/33258088/

41.   S R, K M, T S, Ck E, M H, K G, et al. Depressão e Ansiedade Durante a Pandemia COVID-19 numa Amostra de Universidade Pública Urbana de

Baixo Rendimento. Journal of traumatic stress [Internet]. Fev 2021 [citado 20 Abr 2022];34(1). Disponível em: https://pubmed.ncbi.nlm.nih.gov/33045107/

42.	Delamater PL, Street EJ, Leslie TF, Yang YT, Jacobsen KH. Complexidade do número básico de reprodução (R0) - Volume 25, Número 1 - janeiro de 2019 - Revista Doenças Infecciosas Emergentes - CDC. [citado 22 abr 2022]; Disponível em: https://wwwnc.cdc.gov/eid/article/25/1/17-1901_article

43.	A prevalência de sintomas depressivos, sintomas de ansiedade e perturbações do sono em estudantes do ensino superior durante a pandemia de COVID-19: uma revisão sistemática e uma meta-análise. Psychiatry Research [Internet]. 1 Jul 2021 [citado 29 Jun 2022];301:113863. Disponível em: https://www.sciencedirect.com/science/article/pii/S0165178121001608

44.	Gestão da infodemia COVID-19: Promover comportamentos saudáveis e mitigar os efeitos nocivos da divulgação de informações falsas e enganosas [Internet]. [citado em 29 de junho de 2022] . em: https://www.who.int/fr/news/item/23-09-2020-managing-the-covid-19-infodemia-promovendo-comportamentos-saudáveis-e-mitigando-os-efeitos-danosos-da-divulgação-de-informação-falsa-e-desinformação

45.	Taribagil P, Creer D, Tahir H. Síndrome de 'Long COVID'. BMJ Case Rep. abril de 2021; 14 (4): e241485.

46.	K M, S H, E S, A K, G A. Impacto das condições pós-COVID na saúde mental: um estudo transversal no Japão e na Suécia. BMC psychiatry [Internet]. 4 Abr 2022 [citado 24 Abr 2022];22(1). Disponível em: https://pubmed.ncbi.nlm.nih.gov/35379224/

47.	A P, Jj A, Cw L, Mg C. Frequência cardíaca e variabilidade da frequência cardíaca nos transtornos de pânico, ansiedade social, obsessivo-compulsivo e ansiedade generalizada na linha de base e em resposta ao relaxamento e hiperventilação. International journal of psychophysiology : official journal of the International Organization of Psychophysiology [Internet]. Jan 2013 [citado 23 Abr 2022];87(1). Disponível em: https://pubmed.ncbi.nlm.nih.gov/23107994/

48.	D M, C S, P H, P S, A S. Transtornos de ansiedade em pacientes com cefaleias numa clínica especializada: prevalência e sintomas em comparação com pacientes numa clínica neurológica geral. The journal of headache and pain [Internet]. junho 2011 [citado 23 Abr 2022];12(3). Disponível em: https://pubmed.ncbi.nlm.nih.gov/21298462/

49.	M M, K K, Rl S, Jb W, W H, B L. Gastrointestinal symptoms in primary care: prevalence and association with depression and anxiety. Journal of psychosomatic research [Internet]. junho de 2008 [citado 23 Abr 2022];64(6). Disponível em: https://pubmed.ncbi.nlm.nih.gov/18501261/

50.   Avis de l'Académie : Les séquelles de la Covid-19 - Académie nationale de médecine | Une institution dans son temps [Internet]. [citado 24 abr 2022]. Disponível em: https://www.academie-medecine.fr/avis-de-lacademie-les-sequelles-de-la-covid-19/

51.   #. Sequelas da Covid: 60% dos pacientes hospitalizados apresentam pelo menos um sintoma após 6 meses [Internet]. Sala de imprensa | Inserm. 2021 [citado 24 abr 2022]. Available from: https://presse.inserm.fr/covid-longue-60-des-patients-hospitalises-present-at-least-one-symptom-after-6- months/42865/

52.   Compreender a síndrome ansioso-depressiva - Inicea [Internet]. [citado 23 abr 2022]. Disponível em: https://www.inicea.fr/trouble/les-troubles-de-lhumeur/pathologie/la-depression/comprendre-le-syndrome-anxio-depressif

53.   Ea T, Jn K, S H. Estamos a enfrentar uma onda de sequelas neuropsiquiátricas da COVID-19? Sintomas neuropsiquiátricos e potenciais mecanismos imunológicos. Cérebro, comportamento e imunidade [Internet]. julho de 2020 [citado 24 Abr 2022];87. Disponível em: https://pubmed.ncbi.nlm.nih.gov/32298803/

54.   L K, S M, M C, J Y, Y W, R L, et al. Impacto na saúde mental e percepções de cuidados psicológicos entre o pessoal médico e de enfermagem em Wuhan durante o novo surto de doença coronavírus de 2019: Um estudo transversal. Cérebro, comportamento e imunidade [Internet]. Jul 2020 [citado 25 Abr 2022];87. Disponível em: https://pubmed.ncbi.nlm.nih.gov/32240764/

55.   Je K, Jh H, Ho K, Sh S, Ss P, Th P, et al. Complicações neurológicas durante o tratamento da Síndrome Respiratória do Médio Oriente. Journal of clinical neurology (Seoul, Korea) [Internet]. jul 2017 [citado 25 abr 2022];13(3). Disponível em: https://pubmed.ncbi.nlm.nih.gov/28748673/

56.   Kettani Z. Escala de somatização: diferenciação entre itmsde Covid-19 e somatização em adultos jovens e indivíduos mais velhos. Npg [Internet]. Dez 2020 [citado 29 junho 2022];20(120):339. Disponível em: https://www.ncbi.nlm.nih.gov/pmc/articles/PMC7362795/

57.   Kettani Z. Ansiedade em adultos jovens e idosos durante a contenção relacionada com a pandemia de SARS-CoV2. Npg [Internet]. Dez 2020 [citado 29 Jun 2022];20(120):346. Disponível em: https://www.ncbi.nlm.nih.gov/pmc/articles/PMC7486034/

58.   Transtorno de estresse pós-traumático, depressão e sintomas de ansiedade em pacientes ambulatoriais de COVID-19 com diferentes níveis de suporte respiratório e ventilatório na fase aguda submetidos a três meses de

acompanhamento - PubMed [Internet]   [citado 1 ago 2022]. Disponível em   Disponível em: https://pubmed.ncbi.nlm.nih.gov/35266658/

59.   Os pacientes com respiradores correm maior risco de mortalidade | Le Devoir   [Internet].   [citado   1   ago   2022].   Disponível   em: https://content.jwplatform.com/previews/nGSyegM3-BQQIfVuL

60.   Intersecções entre pneumonia, diminuição da percentagem de saturação de oxigénio e ativação imunológica medeiam a depressão, ansiedade e sintomas semelhantes à síndrome da fadiga crónica devido à COVID-19: Uma abordagem de rede nomotética - PubMed [Internet]. [citado 1 ago 2022]. Disponível em: https://pubmed.ncbi.nlm.nih.gov/34699853/

61.   Richard MF. Inquérito epidemiológico a o s   profissionais de saúde alcançada pela COVID-19 na primavera de 2020. 2020;76.

62.   La-Croix.com. Confinamento: as prisões por doença de longa duração e os problemas psicológicos em aumento [Internet]. La Croix. 2020 [citado 29 abr 2022]. Disponível em: https://www.la- croix.com/Economie/Confinement-arrets-maladie-longue-duree-troubles- psychologiques-augmentation-2020-11-16-1201124894

63.   Sx Z, Y W, A R, F W. Perturbação sem precedentes de vidas e trabalho: saúde, angústia e satisfação com a vida de adultos trabalhadores na China um mês após o surto de COVID-19. Pesquisa em psiquiatria [Internet]. junho de 2020   [citado   28   Abr   2022];288.   Disponível   em: https://pubmed.ncbi.nlm.nih.gov/32283450/

64.   Joboory SA, Monello F, Bouchard JP. PSYCOVID-19, um sistema de apoio psicológico nos domínios da saúde mental, dos cuidados somáticos e dos cuidados médico-sociais. Annales Medico-Psychologiques [Internet]. sept 2020 [citado 28 abr 2022];178(7):747.   Disponível   em: https://www.ncbi.nlm.nih.gov/pmc/articles/PMC7315978/

65.   Mengin A, Allé MC, Rolling J, Ligier F, Schroder C, Lalanne L, et al. Consequências psicopatológicas do confinamento. L'Encéphale. junho de 2020;46(3):S43-52.

66.   Markenson D, Woolf S, Redlener I, Reilly M. Disaster Medicine and Public Health Preparedness of Health Professions Students: A Multidisciplinary Assessment of Knowledge, Confidence, and Attitudes (Medicina de catástrofes e preparação para a saúde pública de estudantes de profissões de saúde: uma avaliação multidisciplinar de conhecimentos, confiança e atitudes). Disaster med public health prep. oct 2013;7(5):499-506.

67.   Bhanot D, Singh T, Verma SK, Sharad S. Stigma and Discrimination

During COVID-19 Pandemic (Estigma e Discriminação Durante a Pandemia de COVID-19). Fronteiras em Saúde Pública [Internet]. 2020 [citado 29Jun 2022];8. Disponível em :
https://www.ncbi.nlm.nih.gov/pmc/articles/PMC7874150/

68.	DasV	, Goffman E.	Stigma , Contagion , Defect : Issues in the Anthropology of Public Health [Internet]. 2013 [citado 29 de junho de 2022].
	Disponiblesur: https://www.semanticscholar.org/paper/Stigma-%2C-Contagion-%2C-Defect-%3A-Issues-in-the-of-Das-Goffman/5113ba09191943a0234e59f5d5ef37b683d502a8

69.	Person B, Sy F, Holton K, Govert B, Liang A, Ncid T, et al. Fear and Stigma: The Epidemic within the SARS Outbreak. Emerging Infectious Diseases [Internet]. Fev 2004 [citado 29 Jun 2022];10(2):358. Disponível em: https://www.ncbi.nlm.nih.gov/pmc/articles/PMC3322940/

70.	R B, Pj B. Estigma no tempo da gripe: respostas sociais e institucionais a emergências pandémicas. The Journal of infectious diseases [Internet]. 15 Fev 2008	[citado	29	Jun	2022];197	Suppl	1.	Disponível	em: https://pubmed.ncbi.nlm.nih.gov/18269326/

71.	Bj S, Mh L. How the COVID-19 pandemic is focusing attention on loneliness and social isolation [Como a pandemia da COVID-19 está a chamar a atenção para a solidão e o isolamento social]. Public health research & practice [Internet].
30 junho 2020	[citado 29	Abr 2022];30(2). Disponível em: https://pubmed.ncbi.nlm.nih.gov/32601651/

72.	"Vivendo no Limbo: Como o coronavírus está a afetar os jovens na Austrália - UNICEF Austrália [Internet]. [citado 29 abr 2022]. Disponível em: https://www.unicef.org.au/our-work/unicef-in-emergencies/coronavirus- covid-19/living-in-limbo

73.	Consequências para a saúde mental durante a fase inicial da pandemia de Coronavírus 2020 (COVID-19) em Espanha. Cérebro, Comportamento e Imunidade [Internet].
1 jul 2020 [citado 30 abr 2022];87:172-6. Disponível em: https://www.sciencedirect.com/science/article/pii/S0889159120308126

74.	B A, M M, Ma C. Solidão, variáveis sociodemográficas e de saúde mental em adultos espanhóis com mais de 65 anos. A revista espanhola de psicologia [Internet]. 10 Nov 2017 [citado 30 Abr 2022];20. Disponível em: https://pubmed.ncbi.nlm.nih.gov/29019303/

75.	Te S. Efeitos de amigos e familiares na promoção da saúde em adultos mais velhos. American journal of health promotion : AJHP [Internet]. agosto de 2000 [citado 29 Abr 2022];14(6). Disponível em: https://pubmed.ncbi.nlm.nih.gov/11067571/

76. COVID-19: cuidar da sua saúde mental durante a epidemia [Internet]. [citado em 1 de maio de 2022]. Disponível em: https://www.santepubliquefrance.fr/maladies-et-traumatismes/maladies-et-infections-respiratoires/infection-a-coronavirus/articles/covid-19-prendre- soin-de sa-sante mentale-pendant-l-epidemie

77. Sofrimento psicológico e distúrbios psiquiátricos ligados à epidemia de COVID-19 e dificuldades da vida em confinamento: avaliá-los para agir melhor [Internet]. [citado 1 de maio de 2022]. Disponível em: https://www.santepubliquefrance.fr/presse/2020/souffrance-psychique-et-troubles-psychiatriques-lies-a-l-epidemie-de-covid-19-et-difficultes-de-la- vie-en-confinement-les-evaluer-pour-mieux-agir

78. Telepsiquiatria: a videoconferência na prestação de cuidados psiquiátricos - PubMed [Internet]. [cited 1 May 2022]. Disponível em: https://pubmed.ncbi.nlm.nih.gov/23450286/

79. Serviço de alerta de saúde WhatsApp da OMS agora disponível em francês [Internet]. [citado 1 de maio de 2022]. Disponível em: https://www.who.int/fr/news-room/feature-stories/detail/who-health-alert-brings-covid-19-facts-to-billions-via-whatsapp

80. Meddeb A, Ayari F, Wesslati S, Abdennadher S. Coronavirus: conselhos dos psicólogos da Universidade de Tunes para enfrentar a crise. :9.

81. Rathore FA, Farooq F. Information Overload and Infodemic in the COVID- 19 Pandemic (Sobrecarga de informação e infodemia na pandemia de COVID-19). J Pak Med Assoc. maio de 2020;70(Suppl 3)(5):S162-5.

82. Eventos traumáticos e perturbação de stress pós-traumático: uma revisão da literatura epidemiológica. - Resultados da sua pesquisa - Banco de Dados de Saúde Pública [Internet]. [citado 4 de maio de 2022]. Disponível em: https://bdsp-ehesp.inist.fr/vibad/index.php?action=getRecordDetail&idt=217919

83. G F, F F, R T, M C. Pandemia de COVID-19 na população italiana: validação de um questionário de transtorno de estresse pós-traumático e prevalência de sintomatologia de PTSD. Revista internacional de pesquisa ambiental e saúde pública [Internet]. 6 de outubro de 2020 [citado 5 de maio de 2022];17(11). Disponível em: https://pubmed.ncbi.nlm.nih.gov/32532077/

84. H BH, A A, Sk A, A A, R K, Sa AS. Quarantine-related traumatic stress,

views, and experiences during the first wave of Coronavirus pandemic: A mixed-methods study among adults in Saudi Arabia. PloS one [Internet]. 13 Jan 2022 [citado 6 maio 2022];17(1). Disponível em: https://pubmed.ncbi.nlm.nih.gov/35025910/

85.	Np N, M ET, Raa Z, R OS, B B, Oc E, et al. Diferenças entre os sexos na experiência dos sintomas de stress pós-traumático da COVID-19 por adultos na África do Sul. BMC psychiatry [Internet]. 4 Abr 2022 [citado 6 maio 2022];22(1). Disponível em: https://pubmed.ncbi.nlm.nih.gov/35379197/

86.	Mboua PC, Siakam C, Keubo FRN. Trauma e resiliência associados à pandemia COVID-19 nas cidades de Bafoussam e Dschang, Camarões. Annales Medico-Psychologiques [Internet]. Nov 2021 [citado 22 de maio de 2022];179(9):812.	Disponível	em: https://www.ncbi.nlm.nih.gov/pmc/articles/PMC8570645/

87.	Fekih-Romdhane F, Ghrissi F, Abbassi B, Cherif W, Cheour M. Prevalência e preditores de PTSD durante a pandemia COVID-19: Resultados de uma amostra da comunidade tunisina. Psychiatry Research [Internet]. agosto de 2020 [citado 10 de maio de 2022];290:113131. Disponível em: https://www.ncbi.nlm.nih.gov/pmc/articles/PMC7255192/

88.	D J, A C, Gd K, R B, F L, G S. Transtorno de estresse pós-traumático em pacientes após infeção grave por COVID-19. JAMA psychiatry [Internet]. 5 Jan 2021	[citado	7	maio	2022];78(5).	Disponível	em: https://pubmed.ncbi.nlm.nih.gov/33599709/

89.	J X, O L, F N, Lmw L, H G, L P, et al. Impacto da pandemia de COVID-19 na saúde mental da população em geral: uma revisão sistemática. Jornal de distúrbios afectivos [Internet]. 12 Jan 2020 [citado 6 maio 2022];277. Disponível em: https://pubmed.ncbi.nlm.nih.gov/32799105/

90.	K Y, Ym G, L L, Yk S, Ss T, Yj W, et al. Prevalência de transtorno de estresse pós-traumático após pandemias de doenças infecciosas no século XXI, incluindo COVID-19: uma meta-análise e revisão sistemática. Psiquiatria molecular [Internet]. Set 2021 [citado 7 maio 2022];26(9). Disponível em: https://pubmed.ncbi.nlm.nih.gov/33542468/

91.	Faten E, Sarah A, Rahma D, Sana E, Majda C. Mental disorders in Tunisia after Jasmin’s revolution. PSN [Internet]. 21 de junho de 2017 [citado	9	de	maio	de	2022];15(2):7-17.	Disponível	em: https://www.cairn.info/revue-psn-2017-2- page-7.htm

92.	(PDF) Perturbações psiquiátricas relacionadas com os acontecimentos da revolução tunisina: 107 casos tratados no ambulatório do Hospital Razi [Internet]. ResearchGate. [citado 9 de maio de 2022]. Disponível em:

https://www.researchgate.net/publication/246545591_Troubles_psychiatriq
ues_in_relation_to_the_events_of_the_tunisian_revolution_a_prop
os_de_107_casos_tratados_em_consultas_externas_no_hospital_Razi

93.   Perturbação de stress pós-traumático após infeção por COVID-19. Revue des Maladies Respiratoires Actualités [Internet]. 1 Jan 2022 [citado 22 maio 2022];14(1):135.   Disponível   em: https://www.sciencedirect.com/science/article/pii/S1877120321008119

94.   Incidência de transtorno de estresse pós-traumático após a doença de coronavírus - PubMed [Internet]. [citado 10 maio 2022]. Disponível em: https://pubmed.ncbi.nlm.nih.gov/33008081/

95.   S M, T R, B T, L M, K K, E C, et al. As sequelas psiquiátricas da pandemia COVID-19 em adolescentes, adultos e profissionais de saúde. Depressão e ansiedade [Internet]. Fev 2021 [citado 22 maio 2022];38(2). Disponível em: https://pubmed.ncbi.nlm.nih.gov/33368805/

96.   Donamou J, Bangoura A, Camara LM, Camara D, Traoré DA, Abékan RJM, et al. Caraterísticas epidemiológicas e clínicas dos pacientes com COVID-19 admitidos nos cuidados intensivos do Hospital Donka em Conacri, Guiné: estudo descritivo dos primeiros 140 casos hospitalizados. Anesthesia & Intensive Care [Internet]. março de 2021 [citado 29 de junho de 2022];7(2):102.   Disponível   em: https://www.ncbi.nlm.nih.gov/pmc/articles/PMC7859622/

97.   C M, E R, S B, M C, S F, C N, et al. A Nationwide Survey of Psychological Distress among Italian People during the COVID-19 Pandemic: Immediate Psychological Responses and Associated Factors [Inquérito nacional sobre o sofrimento psicológico dos italianos durante a pandemia de COVID-19: respostas psicológicas imediatas e factores associados]. Revista internacional de investigação ambiental e saúde pública [Internet]. 5 de fevereiro de 2020 [citado 29 de junho de 2022];17(9). Disponível em: https://pubmed.ncbi.nlm.nih.gov/32370116/

98.   Mz A, O A, Z A, S H, L S, A A. Epidemia de COVID-19 na China e problemas psicológicos associados. Asian journal of psychiatry [Internet]. junho de 2020 [citado 29 de junho de 2022];51. Disponível em: https://pubmed.ncbi.nlm.nih.gov/32315963/

99.   C GS, B A, Má C, J S, A LG, C U, et al. Consequências para a saúde mental durante a fase inicial da pandemia de Coronavírus 2020 (COVID-19) em Espanha. Cérebro, comportamento e imunidade [Internet]. julho de 2020 [citado 29 de junho de 2022];87. Disponível em: https://pubmed.ncbi.nlm.nih.gov/32405150/

100. W C, M M, W S, H B, J R. Diferenças de género, hormonas sexuais e reacções de hipersensibilidade imediata. Allergy [Internet]. Nov 2008 [cited 29 de junho de 2022];63(11). Disponível em: https://pubmed.ncbi.nlm.nih.gov/18925878/

101. Trauma e resiliência associados à pandemia de COVID-19 nas cidades de Bafoussam e Dschang nos Camarões. Annales Médico- Psychologiques, revista de psiquiatria [Internet]. 1 Nov 2021 [citado 25 maio 2022];179(9):812-7. Disponível em: https://www.sciencedirect.com/science/article/pii/S0003448721001578

102. Qiu J, Shen B, Zhao M, Wang Z, Xie B, Xu Y. Uma pesquisa nacional sobre sofrimento psicológico entre os chineses na epidemia de COVID-19: implicações e recomendações de políticas. Gen Psych [Internet]. 1 Abr 2020 [citado 25 maio 2022];33(2):e100213. Disponível em: https://gpsych.bmj.com/content/33/2/e100213

103. Beguin C. Traumatismos e Covid-19. Análise de uma população fragilizada que frequenta os centros de readaptação funcional. :101.

104. Monnier A. Covid-19 : de la pandémie à l'infodémie et la chasse aux fake news. Recherches & éducations [Internet]. 11 de maio de 2020 [citado 29 de junho de 2022];(HS). Disponível em: http://journals.openedition.org/rechercheseducations/9898

105. Vaiva PG. Estado dos conhecimentos disponíveis e pistas de ação. 2020;14.

106. Et K, Aj L. Perturbação de stress pós-traumático: Uma consideração diagnóstica diferencial para os sobreviventes da COVID-19. The Clinical neuropsychologist [Internet]. Nov 2020 [citado 24 de maio de 2022];34(7-8). Disponível em: https://pubmed.ncbi.nlm.nih.gov/32847484/

107. Coronavírus: riscos psicossociais, o segundo motivo mais frequente de baixa por doença em França [Internet]. Les Echos. 2020 [citado 25 de maio de 2022]. Disponível em: https://www.lesechos.fr/economie-france/social/coronavirus-les-risques- psychosociaux-second-reason-for-stopping-work-in-france-1248678

108. Coronavírus: os riscos psicológicos do confinamento em 5 perguntas [Internet]. Les Echos. 2020 [citado 25 de maio de 2022]. Disponível em: https://www.lesechos.fr/idees-debats/sciences-prospective/coronavirus-les-risques-psychologiques-du-confinement-en-5-questions-1189190

109. Ch L, E Z, Gtf W, S H, Hc H. Factores associados à depressão, ansiedade e sintomatologia de PTSD durante a pandemia de COVID-19:

Implicações clínicas para a saúde mental dos jovens adultos dos EUA. Psychiatry research [Internet]. agosto de 2020 [citado 22 de maio de 2022];290. Disponível em: https://pubmed.ncbi.nlm.nih.gov/32512357/

110. Haute Autorité de Santé - Gestão de doentes pós-COVID-19 em medicina física e reabilitação (PMR), cuidados de acompanhamento e reabilitação (SSR) e regresso a casa [Internet]. [citado 23 de maio de 2022]. Disponível em: https://www.has-sante.fr/jcms/p_3179826/fr/prise-en-charge-des-patients-post-covid-19-en-medicine-physique-et-de-readaptation-mpr-en-soins-de-suite-et-de-readaptation-ssr-et-retour-a- domicile

111. Pa M, Rs K, M GO, A T, M R. O Efeito dos Diários da UTI nos Resultados Psicológicos e na Qualidade de Vida dos Sobreviventes de Doenças Críticas e seus Parentes: Uma Revisão Sistemática e Meta-Análise. Critical care medicine [Internet]. Fev 2019 [citado 23 maio 2022];47(2). Disponível em: https://pubmed.ncbi.nlm.nih.gov/30431494/

112. N B, Gc D, El P, Lr S. A second look at comorbidity in victims of trauma: the posttraumatic stress disorder-major depression connection. Biological psychiatry [Internet]. 11 Jan 2000 [citado 25 maio 2022];48(9). Disponível em: https://pubmed.ncbi.nlm.nih.gov/11074228/

113. Comorbilidade entre a perturbação de stress pós-traumático e a perturbação depressiva major: explicações alternativas e considerações de tratamento - PMC [Internet]. [citado 25 maio 2022]. Disponível em: https://www.ncbi.nlm.nih.gov/pmc/articles/PMC4518698/

114. L S. O conceito de perturbação do humor pós-traumático. Hipóteses médicas [Internet]. 2005 [citado 1 junho 2022];65(2). Disponível em: https://pubmed.ncbi.nlm.nih.gov/15922089/

115. R Y, Jd F, Lm B, C HH, A L, F D, et al. Lower methylation of glucocorticoid recetor gene promoter 1F in peripheral blood of veterans with posttraumatic stress disorder. Biological psychiatry [Internet]. 15 Feb 2015 [cited 1 Jun 2022];77(4). Disponível em: https://pubmed.ncbi.nlm.nih.gov/24661442/

116. Rc K, Cb N, Ka M, J L, M S, Dg B. Comorbilidade da perturbação depressiva major do DSM-III-R na população em geral: resultados do US National Comorbidity Survey. The British journal of psychiatry Supplement [Internet]. junho de 1996 [citado em 25 de maio de 2022];(30). Disponível em: https://pubmed.ncbi.nlm.nih.gov/8864145/

117. Mr J, Rb L. Comorbilidade da depressão major e da perturbação de pânico. Journal of clinical psychology [Internet]. 1998 Feb [cited 2022 May 25];54(2). Disponível em: https://pubmed.ncbi.nlm.nih.gov/9467764/

118.	gpc_covid_19_version_11_mai_2021.pdf [Internet]. [citado em 3 de
agosto de 2022].
Disponível em:
https://www.ineas.tn/sites/default/files/gpc_covid_19_version_11_mai_202 1.pdf

119.	Coronavírus: o número gratuito dedicado ao apoio psicológico aos
cidadãos está operacional [Internet]. La Presse de Tunisie.   2020
[citado 1 maio 2022]. Disponível em: https://lapresse.tn/55650/coronavirus-
le-numero-vert-consacre-a- laccompagnement-psychologique-des-citoyens-est-
operationnel/

120.	Saúde mental e COVID-19 [Internet]. [citado 3 ago 2022]. Disponível
em: https://www.santepubliquefrance.fr/dossiers/coronavirus-covid-19/enjeux-
de-sante-dans-le-contexte-de-la-covid-19/articles/mental-health-and-covid-19

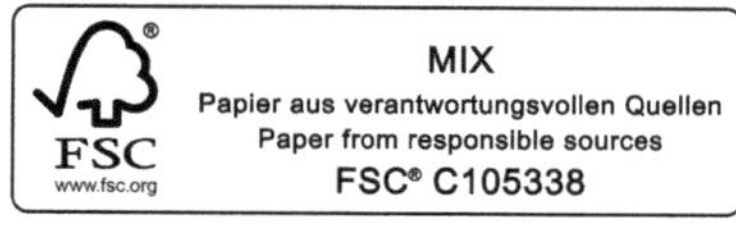

MIX
Papier aus verantwortungsvollen Quellen
Paper from responsible sources
FSC® C105338

Printed by Books on Demand GmbH, Norderstedt / Germany